情緒排寒

解心結、拔病根的身心溫養之道

排寒先驅 李璧如——著

〈作者序〉

習性不改，病難根治

乳癌病人由先生陪同看診，非常慌亂、浮動焦躁，她要抓的是名醫、神醫——就像溺水者抓的那根浮木，抓住後，還會死勁往下拽——她無法定下心來，接受治療。

任何好的建言、好的藥，此刻她根本聽不進，也吃不了，因爲她整個是「滿溢」的狀態，那驚怖遮蔽了一切。

評估她的體能，我建議她花十天內觀，安靜下來，面對自己，觀照那個貧瘠、乾枯，缺乏滋養的內在小孩。「你這輩子貢獻給家庭，只知夫與子，現在堂而皇之地回頭照護自己，生命中完整的十天，完全與自己相處，這是非常豐盛的報償，而且是你應得的。」

這位病人只來過個水，從此不見人影。

另一位乳癌病人來吃了幾回科中，因爲她還買了保健食品，就兼著吃；事實上根本還沒進入正式療程。她無法忘記先生外遇所帶來的痛苦，彼時正好又遇到年少時曾追過她的學長（已有家室），我一再誡囑她別淌這池渾水。

這位充滿幽思愁怨的病人，後來也不知所終。

幾年前，有位嚴重乾癬患者找上門來。他拿出幾位醫師開的處方，我看處方改來變去，可知他們遭受多大的壓力；甚至在這位資深病人的催逼下，幾近六神無主。

他說：「我年輕時發病，吃了某中醫的藥，皮膚立即恢復正常狀態，很快，我知道那種感覺，藥有沒有效，一吃就知。」

他一迭聲地問，這病很常見，你醫過吧？

我一邊聽他述說幾位醫師的處方，一邊心裡嘆息，這個人此生此世，應該不容易找到好醫師了，他註定與良醫擦身而過。爲什麼呢？

1 年輕時，體氣尚旺，裡之積鬱未深，一時失調，只要方向正確、用藥力道精準，當可立即矯治，覆杯即效。

2 之後若沒有及時珍惜良緣，矯正積習（或者醫生也沒說明病理），隨年月湮久，病根日深，積鬱沉埋，體氣嚴重下滑，怎麼可能再現當年的「榮景」？

3 病非一日造成，既已入裡，不是表病、新病，就得花相對的時間矯正回來（若用大藥，也有可能短期奏效，迅速恢復到某種程度，但瞑眩反應極大，普通人不一定撐得住）。可一般人不願花力氣改變心念、調整生活習慣，只想找神醫、要吃了「會馬上好」的處方！

病苦常跟謬誤的心靈植入模式有關，若不改心性，只是無意識地接受治療，這樣行嗎？殊不知僵錮封閉的內心，才是病的源頭啊！如果願意敞開心門、願意面對軟弱、傷痕累累的自己，你就開始得到救贖，生命的活水自然源源而來。

曾任護理師的朋友告訴我一個故事：

某乳癌病人拉住她，拜託聽她的故事。她把患病前的自己是如何剛愎、冥頑不靈、愚痴無明、怨怒嗔毒……說了一遍；但病後，她察覺自己的盲點，努力修善，時時整飭，幾乎完全變了一個人。

朋友說，當你看到她明亮溫暖的神采，很難想像她以前竟然是那種讓人討厭到骨子裡的傢伙。後來她還是走了，帶著對生命的終極領悟與滿懷感謝走的。

近十年來，隨著排寒理論的衍生與發展，情緒排寒這塊過去較少觸及的領域，得以逐層掀開神祕的面紗，證實身心確實一體，難以切割。本書分爲析理篇與實戰篇，論述與案例穿插交錯，務求明白順暢。編排時，實戰篇置前，一種倒吃甘蔗的概念；當然從析理篇讀起，更有一番條理。

透過這些年的書寫，我得到許多領悟，在靜默中感受宇宙的大能，這是一段值得紀念的旅程。醫病關係表面看來，好似有專業鴻溝等微細落差，實質上，卻是完全對等的合作位階。臨床的跌宕起伏，點滴在心頭，許多經驗無法複製，也無從分享，因爲在醫治的當下，每一刹那都是獨一無二的不歸路。我很珍惜病人的點滴回饋，積小而成大，由點而線而面，扎實的經驗亦由此堆疊而成。廿年磨一劍，那斑斑血痕是醫者與病家合奏的交響曲。

感謝所有提供摹寫靈感的生命實體，每個生命都有他應許的功課，也都在各自的路程當中，只要願意，在靈性層次上，最後都能到達他想要的高度。

我在這方面的學習，受益於早年跟隨毓鋆老師讀四書五經的薰習、後來的社會、生命歷練，以及近年的禪修。中華文化的氤氳陶冶，成爲我生命中極沉重的壓艙貨，讓我在面對諸多磨難之際，得以沉穩深耕，不喪志、不躁進，最重要的是，還能不流俗。極其艱難困苦，卻也還能做大部分我想做的事，並且不屈從、不媚世。

因而，這股蓄積的能量，讓我得以直觀的靈思，分享診問所見所思，提供不同角度的視野，希望帶給大家更高層次的生命體悟。這種結合工作、觀察與領悟的書寫，希望在進出他人生命之餘，也能帶給閱讀者意在言外的體會，甚至穿透自己的生命，從而得到些許反饋。

本書之所以面世，感謝夥伴從筆者歷年所撰數百萬字的網路發文，撒罟無漏地搜尋、置入、整編。感謝方智團隊全力支持，給予充分揮灑的空間，十四萬字清楚完整地交代了排寒理論中，有關情緒排寒如何運作的奧義。傳揚正道，居功匪淺。

每個人都在生活的催逼下勉力前進，行有餘力相互提攜，這是很美好的生命交流；在此深深感謝，那些曾經有過的溫暖與力量，如深夜的春花迸放，微細的聲響，將永遠鐫刻在記憶深處……

第二章　親子問題

第三章 兩性關係

第二部——析理篇

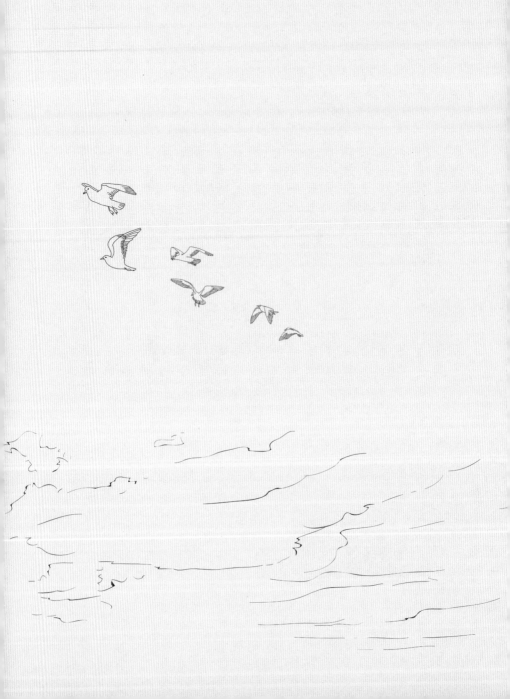

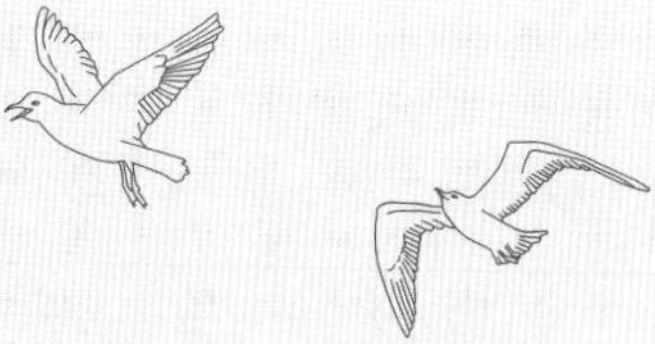

·第一部·

實戰篇

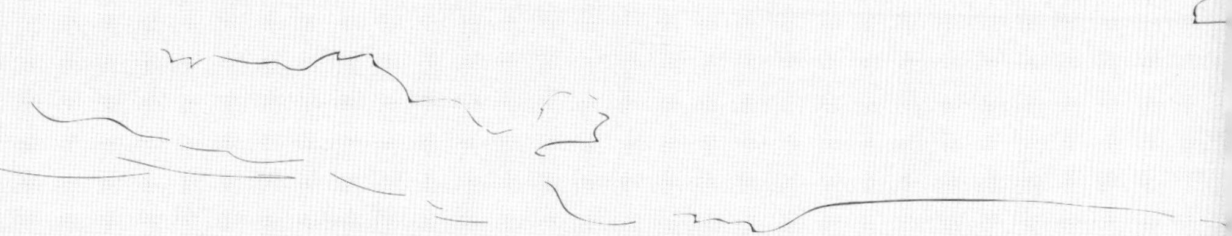

你累了嗎？

當你來到我面前
帶著疾病、憂傷、疲憊
還有累世的煙塵

一頁頁泛黃的書卷裡
埋藏著你無可逭逃的命運
有些還飄著些許前世的氣味
刻痕見骨

即使睽隔千年流光
冷冽的記憶依舊清晰如昨

越過你的肉身
偏讓我一眼瞧見
埋藏在無邊歲月裡的
靈魂的滄桑

那黏糊風乾斑剝老了的顏色
從沉積的意識底層撲面襲捲而來
恰似一條綿延的隱形鎖鍊
迤邐舞弄崎嶇的人生

一個個分鏡畫面
交疊映演
尋常日子裡從沒間斷過的
悲歡怨怒
淡入又淡出

你累了嗎？
漫遊時光的旅人

長夜黯寂裡
傳來一聲
深深的嘆息

人倫從關係與互動開始

中醫的宇宙觀認爲，整體與個體相互聯繫，自然界的萬事萬物，無法孤立存在；人體的小宇宙與大宇宙交感相應；五臟六腑，也如蝴蝶效應❶般，牽一髮而動全身。

人是天地形氣陰陽相感的產物，微觀人體，可反映出整體，反之亦然。故中醫強調整體治療，例如肝病、表淺的發炎，可能檢查指數偏高，青壯患者體氣❷尚強，可用清肝解熱藥；幼兒老弱或多發性疾病患者，一定要整體考量，設法提升體氣，才能排除寒鬱化熱所淤積的垃圾，所以排寒理論特別重視陽氣，因爲陽氣是升發的力量，是身體運轉的動能。

中醫講究陰陽，「陽化氣，陰成形」，陰陽互根，此消彼長，如太極圖，陰中有陽，陽中有陰，陰陽互涵互生，故「孤陰不生，獨陽不長」。由此，衍出世間種種關係，各個面向皆相互依存，互相感應且恆在變動。

人存活於世間，必然產生關係，一出生即產生倫理，有父母、家人，即使孤兒，也要有人撫養長大。關係標示著次序，一如體內氣、血，乃至臟腑之關係。人際關係出問題，就像身體出問題，一定是某方面淤塞，才會生病。

所以**疾病的源頭，應求諸本心**。世人都太焦急，總希望儘快恢復原有常態，既失了常態，若不找出導致失衡的根結，所有治療都只有暫時的效果，甚至最終無效。根結究竟是什麼呢？很多人無意識、甚且完全懵然，一味專注肉體層面的不適；然後，從這個醫生流轉到另一位醫生，帶著期盼，卻一再落空。

若非未病、誤治，應該沒有解不開的結；爲何結會卡得死緊？如此糾結必然涉及心理層面，那些表意識無從索解的底層晦暗。

此時應讓身體稍有喘息空間，例如停藥，不要一直逼迫它，容許它以自己的節奏修

❶蝴蝶效應（Butterfly effect）指在動態系統中，初始條件的微小變化，將能帶動系統長期且巨大的連鎖反應，是一種混沌的現象。「蝴蝶效應」在混沌學中也常出現。

❷體氣：立基於肉體物質基礎上的整體能量狀態，原則上身心一體交感，如若體氣不足，心智層面亦可能隨之弱化。而此能量水平狀態，常受各種寒氣陰邪（具體的內外寒氣、情緒創傷、環境空間的負能量、過勞、意外傷損等）因素波動所干擾或壓抑。

復；落實在關係中，就是隔離[3]，各種關係存續中不得已的隔離，不僅預留日後好相見的情面，也是保住健康的停損點。這個釋然、寬容，或許正是我們所欠缺，一向習慣被催逼，也在無意中複製，循此慣性模式壓迫自己、壓迫別人。留白是一味上乘好藥，可惜沒幾個人願意欣然領受。

病的狀態也常對應人的內在風景，皮膚過敏的人恆是挑剔的完美主義者，這裡癢，那裡癢，沒有安生的時候；氣喘咳嗽的人，恆常壓抑心裡的咒罵，只能用不成語句的斷吼洩憤；耳鳴耳聾的人，不想直接面對無謂的批判或過分的要求，只好以聽不清楚來應對。這些變形的包裝，正是萬般無奈下的「平衡」，而這恐怖的跛足平衡，日久終必傾頹。

人最終得回歸自身，親愛眷屬、子女父母的難題，不外反應我們內在未被填補的一角，那痛苦、缺憾、不滿與憤怒，不就是我們心底被疏忽的那根刺？

所有關係中的問題、所有疾病的根源，不在表、不在裡，是扎扎實實地橫亙在廣袤無垠的心海，找到那根刺，那個讓你寢食難安的受力點，疾病就無存在意義，自動消弭無形，了無痕跡可覓。隔離中的關係也是，一旦癥結顯亮，能量無所阻滯，距離就會自動泯除，愛的流動恆常存在，其實從未消失。

最痛苦的所在，也是淬鍊精華的場域，沒有人事的歷練，無法眞正成熟，在淚水中萃取成長的密碼；信任一切發生，其中自有凡俗之眼無法預見的深意。

信任你的直覺，信任周圍眷屬，人人有自己的救贖，不勞我們干預。只有帶著覺知與愛，觀照一切，平靜的心能淨化周遭磁場，收回過度灼熱的目光吧，回歸內在，領受那份安寧。

❸隔離：把住處互相隔開；如傳染病患者必住隔離病院。引申為與不適合貼近相處者，保持適當距離，以免受其干擾。

第一章

原生家庭是第一個道場

如果所有眷屬或團隊成員，
各方面素質齊整，那眞是人間美事——
但這狀況應只出現在天堂。
就因爲互有參差，
那相對錯落的突兀、那尖刻的銳角，
正是磨砥我們深層業性的利器呀。

舉凡團體，不論家庭、親族、鄉人或共同志業等社群團體，背後的動力，都有其現實考量，就是生存，與利益脫不了關係。現代家庭，多半有感情基礎，不像古代婚姻結盟，如公主和親、門當戶對，偏利益取向，把個人壓縮到最小化。

一陰一陽，以感情爲基礎，彼此互相吸引，互相需要，衍生出家庭，從感性層面，落實到理性層次，序位即現。孔子說，父父、子子，也可推爲夫夫、妻妻、母母、女女。《內經》有云：「天地各有其氣，天氣主降，地氣主升。陰陽升降有序，生物向榮。」所以家庭發展良好，首先要有序。**能否釐正秩序，關乎一個家庭、團體的揚升或沉淪**。

很少家庭完全沒有問題，每個家庭都有它該學習的功課，成員間彼此學習，可能有共同的功課要完成。所有眷屬或團隊成員，各方面素質都齊整，那眞是人間美事——但這狀況應只出現在天堂。

《紅樓夢》中王熙鳳曾說：「皇帝還有三門窮親戚呢，何況你我。」每位家人依緣之淺深，各自在我們生命中，給出不同的功課，扮演不同的角色；也因體悟不同，演繹出苦樂悲欣的人生。就因爲互有參差，那相對錯落的突兀、那尖刻的銳角，正是磨砥我們深層業性的利器呀。

有些家庭，各方面條件優渥，偏生出有問題的小孩，可能就爲了磨練父母的心智，讓他們能夠彎下腰、低下頭或放下身段。也可能是因爲你特別討厭什麼，偏就有個這樣的家人來磨礪你；特別是母親，爲了孩子，經常得做出巨大改變。

血緣關係是切割不斷的紐帶，不像朋友、夫妻，可以說斷就斷，說離就離。唯有在家庭結構中，接受考驗、磨練、忍耐，學習成長，透過理解，才能消融各種稜角，造就更好的自己。

團體要運作良好，每個成員都要掌握並且落實角色分際，彼此合作，共同分擔責任與義務。戲劇世家（如明華園）、政治世家、家族企業，就是家庭成員力量結合的展現，成員發展相關行業，力量可以匯聚、加乘，相較單打獨鬥，要輕省得多。不過，現代社會分工細，不一定要走同樣的路，但成員間務必合作，有福同享，有難同當，才有利生存。

華人家庭教育最大的問題，就是養出只會讀書的生活白癡，生活教育太重要了。團體必須有紀律，家庭要有家規，紀律貫穿生活各層面，包含時間規畫、適度飲食與行止節制等觀念，人人自律、他律，從小學習生活自理，房間自己收拾，輪值負擔家務，基本技藝都得學，如烹飪、縫補、換保險絲、換燈泡、鋸木頭、鎖螺絲。從小負責慣了，長大怎可能變魯蛇呢？

應該怎樣對待孩子呢？

1 關於學習，不要過早強迫投入，以免壞了胃口。除非激發他自主學習的熱情，方能一輩子保有原初的動力。

2 **允許孩子犯錯**，毋須過度責備或懲罰，只須說明事理與利害關鍵點，犯錯是最好的學習機會。在不違反大原則的前提下，儘量讓孩子自行選擇，學習承擔後果。

3 **培養共同嗜好，增進情感交流**。適度安排戶外活動，尤其親子間互相提攜薰習，更是終生受益的無形資產。

再如旅行能創造共同回憶，可抽離日常生活，從計畫、討論到旅程中種種，都能產生較深入的互動，即使吵架也是另類溝通。從小培養大家願意一起做事的習慣，如此凝聚力強，感情不易潰散。

4 **毋須提供過多物質享受或金錢**，不用優渥的物質條件消磨孩子的意志力與冒險犯難的精神，捨不得孩子受苦，正是培養啃老族的溫床。讓孩子及早學習獨立，了解生活艱辛，是華人父母首當面對的嚴峻考驗。同時更須**避免私心自用，以金錢爲誘餌，操控孩子的人生**。

5 使用三C產品時，即自成一世界，阻絕與周遭的交流。**避免三C產品阻礙家人的溝通機會**，不要用三C產品打發小孩，更不要用電視「佐餐」。

6 務必讓孩子謹記自己在家庭裡的「序位」，從這裡奠定、了解各種「關係」進退分際的基礎。一個懂得進退、樂於分享的人，能自處亦能融入群體，乃一生幸福所繫。

家是以愛為核心的業力[1]團體

天道酬勤，人生卻是酬業，各類形色不一的業，有機會圓滿，要趕快把握。親情這本帳，由於血緣所繫，最難處理。每個人都帶著累世以來的宿習，以最無修飾的原始面貌，彼此擠壓磨礪，牽扯深的，只能至死方休。

原生家庭型塑人的基本樣貌，童騃時期不妨以此說嘴，取得理解與諒宥；若過了四十歲，還老拿來當藉口，就成了不思長進的遁逃者。

每個人都有該面對的問題，誰也壓迫、打擊、侵辱不了你，除非你先放棄自己。若非你的允許，你沒有機會遭逢這樣的待遇，必定內在有漏[2]，外界才有機可趁。時時檢視自己，壯大正向信念，才能油然滋生鋼鐵般的意志。人的強弱不在外形，擁有足夠壓艙的根柢，才能成就威武不屈的強者。外柔（無錮結寒氣，情緒穩定）而內剛（底氣足），排寒族當深有體會！

家庭正是業力顯化之處

能量落差太大，很難成為眞正的眷屬，然此無奈比比皆見，所謂「怨憎會、愛別離」。即使親如父母子女、同胞兄弟，也常見如此光景。心靈層次的領會，一語便知，甚至一個眼神即可見眞章；然有些血親卻似隔萬重山水，近在咫尺，卻遙似天涯，毫不相應。緣分如此，也就無可如何了。

❶業力是累劫中，有意無意、各種行為所形成的結果，它的作用力，存在心靈檔案裡（佛學曰八識田。八識：眼識、耳識、鼻識、舌識、身識、意識、末那識、阿賴耶識。八識田：所有世間法和出世間法的一切種子，都收藏在第八識裡，遇到緣，就會現形，像田地播下種子，就會生出果來，所以叫做田），一旦遇到情境相類的場景（種子——因緣成熟），就發生作用，同樣的戲碼，主角不變，配角換人（也許是前世冤家，也可能只是對方正好在那裡，戲要上演，就來跑龍套），自然而然，不由自主地再演一遍。

❷有漏，漏即煩惱，有漏就是有煩惱。漏含有「漏泄」和「漏落」二義。貪嗔癡等煩惱，日夜由六根（眼、耳、鼻、舌、身、意）漏泄，流注不止，叫做漏；又煩惱能使人漏落、流轉於三惡道（六道裡的餓鬼道、地獄道、畜牲道，各與貪嗔癡等三毒對應，即貪欲重者易墮餓鬼道等）。所以有煩惱之法，就是有漏法；而世間的一切有為法，都是有煩惱的有漏法。這些有為法與煩惱相應或為煩惱所緣，都有增長煩惱的力量。

人能做的，僅是聽天命，盡人事。接受一切現況，隨緣盡分，不摻雜過多情緒❸。人與人之間的砥礪學習，善莫如家人之親且狎，直如照妖鏡，令人無所遁形。

隔著一定距離相處的朋友，很少直見本性，各人獨有的銳角，除非透過特殊事件與情境，才能清晰透現。挫磨帶來痛苦，雖可閃躲，卻也因此喪失成長的契機。

所有難堪、折磨、痛苦與淚水，都是成長與進步必須付出的代價啊！安靜下來，就能看到喧囂過後，溫暖被覆的氤氳。即使是一艘破船，顛簸著前進，也要盡力維持平衡，命運讓我們湊在一起，不必在枝節打轉，不然大家都不好受。

有位病人告訴我，除夕探望住安養院的爸爸，被他甩一巴掌，還把紅包撕爛。因爲母親總是挑撥離間，說身爲護理師的女兒不讓他搬回家，他就只好繼續待在那令人生厭的地方……

我想起某醫師同學，在北部開業，因父親中風，半年來每隔幾天就回中部鄉下家裡，幫他針灸復健，但生活飲食習慣說了又說，根本沒人在意；父親一度還不錯，卻因故偷吃西藥，狀況急轉直下，把她搞得焦頭爛額。茹素多年的她說：「家庭的業力眞是可怕，層層糾葛不清，幸好我沒結婚……」

就某些層面而言，這也是我的肺腑之言。看到不少女病患，眞的太辛苦了，總是夾心餅乾，顧得了婆家，根本沒心力再顧娘家。但是，包括我自己，不都是在夾縫裡，努力掙得幾分清鮮的空氣？生活總是一堆烏七八糟的組合，如何釐正秩序，清楚明朗地闢出一條大道，確實要有些能耐。

夾雜在能量水平參伍不齊的團隊中，能量高的，給我們一些喘息的空間，如楊枝甘露❹；能量低落的，挫磨我們的心志，透顯內在纖毫未察的失衡之處——正所謂「人之視己，如見其肺肝然」！堅定透亮的心，是充滿力量的金剛心，放眼生活中，到處是隱藏成長密碼的各式考題，只要願意面對，跳脫尋常私我的格局，在那之上，旖旎的曠野風光，正等著我們！

❸情緒，是對一系列主觀認知經驗的感受，是多種感覺、思想和行為綜合產生的心理和生理狀態。最普遍、通俗的情緒有喜、怒、憂、思、悲、驚、恐、愛、恨等，也有一些細膩微妙的層次，如嫉妒、慚愧、羞恥、自豪等。情緒常和心情、性格、脾氣、目的等因素互相作用，也受到體氣影響。無論正負情緒，都會引發人們行為動力。儘管某些情緒引發的行為，看起來沒有經過思考，實際上直覺也是產生情緒重要的觸媒。

❹觀音手執插著楊柳枝的寶瓶，瓶內的露水便是「楊枝甘露」。

冷漠等同癌前階段

冷漠，是各種關係裡，殺傷力最強、幾乎是慢性凌遲的枯竭狀態，以肉體來比擬，等同癌前階段。很多人歷經感情的冷漠對待，若無其他有力的支撐或抒發管道，怨怒痛悔各種情緒一味內縮壓抑，加上長期過勞、起居不節等外因雜揉，很容易隨緣轉化成各種具體的「癌」。

每個人依其慣性，接受魔考，直到其能耐足以跳脫固有模式，以清明之眼，看待一切，而不起絲毫微細的習性反應爲止。

朋友姐妹親子五人一起來診，包含男主人。願意與家人同來的男人不多，初時他僅因嚴重外感咳嗽來診，之後續調，發現後髮際白髮已從下緣逐漸黑至齊耳上緣，許是眼見爲眞，才讓他按捺住性子，每週回診。

這家人的互動透著點蹊蹺，有乳癌病史的太太曾嘟囔：「很冷，三條平行線，各做各的……」然而夫妻、親子間的瑣碎何其複雜，這悶雷可不是隨便可以掀爆的。

上週太太痛苦萬狀，說胃脹狂咳，咳出黑色膠黏長條固體，前一夜整晚沒睡……

乳癌及其他隸屬肝經系統的婦科疾病，其生成與轉化，多與另一半脫不了干係。我告訴她：「你別生悶氣，其實你肝鬱很久了，乳房是肝經所司。」今天我是吃了秤砣鐵了心，決定捅這馬蜂窩。

太太坐在我前面，我問坐在門邊的先生：「有沒有好好和老婆說話啊？嗯啊、嗯啊，眼睛直盯著電視，人在這裡，心不知飄哪去了，這可不算。」太太摀著嘴，點頭如搗蒜。

「不爽很久了，是不是？去，踢他一腳！」

太太做勢用腳輕輕拐了一下他的球鞋，換先生看診。

我說，說話要看著對方的眼睛（媽媽轉頭對兒子說：「聽到沒有？」），如此產生的聯結與交流，才是真正溝通。當你懷著高親和指數（愛與諒解越深）和對方交流，越能增進彼此了解，雙方關係也就越有機會提升。好好聽愛你的人說話，只會得到更多的愛，這樣划算的投資，超讚的啦！

再問他，有沒有熬夜、冶遊？

除了與周遭和諧相處、心情好，可提升療效外，規律的作息，比如好好睡覺，元氣才能補上來，吃藥才能見效；否則花錢費心力卻無所得，豈不白吃？

兒子跑過來，附在爸爸耳後說：「抽菸算嗎？」想必這是老爸的沉痾。我說，對自己沒好處、對別人沒利益的事，沒必要再做；等體氣養上來，就不必依賴這些有的沒的啦！

溝通，如水土聚而成形，就像千絲萬縷的綿綿細線，把人兜攏起來，家庭是以愛為核心的業力團體，有我們必須共同面對的功課，雖然角色不同，從各自立場出發，不免衝突與糾葛；但最終還是為了成就淨化此生的終極目的。除此之外，都只是人生這齣戲的過場，加油添醋的調味品。

既參與演出，若想早點結業，就別怠工，最下策莫如使出「冷漠」這把鋒利無形的毒刀，不僅傷人，自己也不得長進。要吵要罵要打架，都來吧，好歹也是溝通、也是面對！

當然這只是第一步，接下來還有愛與感恩、原諒與放下等課題，非得一再挫磨，搞到你真看懂那些隱藏的密碼，了解原來病苦與怨怒的淚水，其實是洗滌功效強大的絕佳清涼劑；過往的辛酸歲月，都是歷練成事必備的加速、加溫助燃器！

能度自家人，才是真本事

病人說，羨慕我與父親感情深厚。她是獨生女，父親在她初中時過世，照理母女從此相依爲命；事實卻不盡然，母親總嫌惡她，大學一畢業，早早趕她去美國……念母親孤苦一人在台，她總想回來看望母親，花兩千美金買機票，巴巴趕回來，母親卻不讓住家裡，還直嚷著「有家賊」……

退休後，她想孩子大了，母親也九十多歲了，於是每年固定回台幾個月，想多陪伴她，可母親還是不讓同住，只好在淡水買房，迢迢趕到中和探視。約好中午十一點半外出午餐，任憑她在樓下喊破喉嚨，母親卻充耳不聞，直到快一點才開門，還一邊罵：「誰在那裡鬼吼鬼叫？」

早年大陸名校第一名畢業的母親，自視甚高，外文了得。有次她帶來美小住的母親與兩個孩子，參加短程旅遊。孩子一路簇擁著外婆，座前車後，非常殷勤，這不容易啊，現代的孩子，尤其在美國。所以參觀小熊工廠時，她獎賞他們一人一隻可愛的熊寶寶。母親探問價錢，知曉九十美元一隻後一路飆罵，說她亂花錢、不懂持家，車上的人雖聽不懂中文，卻都很尷尬，她甚至被罵哭，而這種狀況只是小插曲。

她說，在親情方面一直非常匱乏，覺得不被愛、不被接納。我聽了異常心疼，她們之間沒善緣啊！

某朋友也有類似境遇，母親當年是總統御醫，聰明優秀卻也專制無情，心在事業，習慣周遭人等奉承，根本不在意孩子。他甚至懷疑母親過去生是皇帝或后妃之類，根本是生活白癡；而他是隨侍太監，母親完全倚賴他照料，他也因此幾乎沒有自我。

沒有業力，不成眷屬，若善緣俱足，「父慈子孝、兄友弟恭」，此世功課不在家庭修，那麼恭喜你，享有溫馨的天倫之樂，理當珍惜。親緣淡薄，不足爲奇，只要沒太嚴重的惡緣，也就罷了，心裡缺失的那塊，靠自己了悟，持心修習，也能慢慢塡補。靈魂選擇此世經歷這樣的生命體驗，若能超越，學分就算修完，否則還得補修、重修。

至於那惡緣深重，根本來報仇的，也不少見啊，甭說周遭，弒父、殺母、屠子、殘手足，就算沒見血光，那情緒潑灑的凌遲，古往今來還少見嗎？就因血緣關係，所以恩怨交纏，必定到某個節骨眼或個體年老、體氣衰弱，才有機會讓人倒打一耙（有些還以愛之名，根本看不出是復仇唷），趁機引爆，事情就大條了。

家庭是最佳的修行道場，先哲說：「齊家、治國、平天下」，確是至高聖理，一家之不治，何以天下國家爲？有人修行專往外跑，家裡亂七八糟，這肯定不是眞修行，能把家人都度了，才是眞本事。

說來容易，做來可眞難，尤其婚姻涵蓋兩個家族的業力，鋪天蓋地更讓人心力交瘁。只能順著業力走，歡歡喜喜地扛吧，怨怒沖天，可就業上加業，很難善了唷。千萬別拿病當藉口，這種遁逃，不僅白白受苦，也終要重修。

那麼，**見事如何理明呢**？

首先，接受現實，心態平了，諸事自然就平。

其次，時時懺悔，往內探索，看見自己的不是與不足，道理不總在自己這邊。

第三，時時親近善法善友，少看亂七八糟的雜訊，多少能照看己心，不致過度放佚。

第四，遵十二字箴言[5]**，保持溫暖**，自然身心靈敏、柔軟，情緒起伏不致過亢，處事不致過激。

祝願眾生擺脫情緒牢籠，常處清淨當下。

[5] 戒「冰冷寒涼、燒烤炸辣、濫補濫清」，更深入說明可參考拙作《病從排寒解》第廿九頁。

揪出業習運作軌跡，勘破人生變形劇碼

人與人之間，不黏不滯淡如水的君子點頭之交，是因有了距離，得以保全內在不受攪擾的舒適與安全感；但靈魂卻未眞正交會，只是相識的「陌生人」。與「陌生人」保持兩無罣礙的美感並不難，如果也能與家人、親密伙伴，保有深入又自在的關係，那麼肯定非常有「境界」了。

越親密越是「貴遠賤近」，親密關係之所以成局，業緣是主要的牽引力量，某些關係，旁人看來，簡直匪夷所思，當事人卻陷溺其中；或許互補互助，或者自殘互虐，總之那是一本常人看不懂的糊塗帳。

手足與父母，各有其因緣，平等心觀之

多數人就像偶戲搬演師傳手中的人偶，業緣那條無形的線，把一幫涉入程度深淺不一的相干人等，兜在一起，共同演出一部沒有腳本的人生大戲。不同業力演繹出不同的生命故事，就算同是手足，彼此與父母關係的親疏遠近、呈現方式，也各異其趣。

朋友說，父母經常抱怨，誰回家晚了，吵到他們睡眠啦，或頭痛難忍、身體不適等。她總是很當回事地告誡弟妹，或安排誰去掛號什麼的；結果弟妹回來，父母絕口不提，忙著笑瞇瞇地噓寒問暖。她終於看清楚，自己扮演的是「糾察」與「救火隊」，甚至「張老師」的角色。

另一位已婚女病人，老爲娘家多病的母親操心。母親與未婚的弟弟同住，開計程車的弟弟粗枝大葉，總是她這個爲家庭、工作累得蠟燭兩頭燒的女兒，忙進忙出地招呼、照料母親。但母親絕少給她好臉色，淨是挑剔；她在乎兒子，家生家養的「豬」，而不是她這隻賠錢貨的「狗」。可母親卻極少得到兒子的關懷，他只在意她的錢，在外捅了婁子，就丟給她收拾。

這是現實人生日日搬演的劇碼，總是循固定模式，在不同時空，透過形式不一的事

件，與不同的人「演練」那根深柢固的業習——亙古以來，鐫刻在意識深層的種子裡。家庭與親密關係，更是業習最佳的演出場域。

兄弟姐妹與父母間自有其因緣，你看不過去，卻也不勞費心，那是他的事，不妨你的。只消好好整治自己，不必像熱鍋上的螞蟻瞎攪和，到底你八成會發現，不過是白忙活一場。

從宿命角度，人會遭遇什麼樣的命運，似乎早已決定。此世的功課，必得從一而再重複演練的試誤過程中，學到教訓，才能圓滿晉階；否則，可能重蹈覆轍，甚至一再輪迴，重修同樣的課題，直到徹底了悟。多數人到臨終前，都沒能勘破這個詭則，甚且在病苦的折磨下，無奈昏沉地過渡到下一生。

其實，越親近的關係，越能錘鍊、磨礪心性，在無可逃脫的命定（法定）關係裡，以赤裸裸的原質磨蹭彼此，血淚斑斑地指責對方的種種不堪；相對地，也從對方眼中，照見從未覺察過的自己。

在飽受挫折的各種形色不一的人生事件裡，免不了怨嘆。「為什麼是我？」「為什麼他要這樣對我？」業力精準運作，如果明白並領受，客觀對待它，不疊染多餘的情緒，保持平衡心態，不隨外境起伏，就有機會擺脫無明❻的縲絏，因為**「看見」是解決問**

題的前提。清明客觀地看著它，揪出它運作的軌跡，回到核心——不垢不染的初心，作自己命運的主人。從此，它無法再以各種變形的僞裝，來戲弄我們；至少，可以很快揭露它的技倆，不再受其牽制。

一旦領悟，悲劇自會終止

家庭成員裡，寒氣最重者，常成爲破壞分子，是家庭的麻煩製造者，大多是情緒最暴躁、最固執、最易被各種負能量附著者。可能是賭徒、癮者、煽惑者……以各種偏差錯亂❼的現世作爲，成爲禍源。加以家人間的業緣牽纏，無法輕易甩脫，苦之考驗益顯鮮明。

❻明：指智慧、知識，相反詞為無明，煩惱的別稱。佛陀在《雜阿含經》說：「一切痛苦都產生於無明，人由於無知而產生了偏見與固執，苦也就由此產生。」

❼偏差錯亂：任何偏離或違背理性、一般生活常軌的行為；也指沒有直接或扭曲地看，例如，某人看到一隻鹿，他卻認為看到一匹馬。

親子間磁場共振，若無法跳脫既定角色、客觀相待，處置必定連連失當，如油入麵，糾結難解。這個試煉，如環無端，何時方休呢？

別推拖是對方的問題，其實你們是一體兩面，彼此如深潭相映，照見心中的迷茫，無從穿越的重重霧靄，正是你累世以來，始終無法跨越的黑洞。如水蛭，將你核心精氣神吸附殆盡的黑洞，正是你莫知所測的盲點，集痛苦之深淵所在。苦在無知無明，一旦清楚察覺，苦澀無所寄身，必定立即淡褪。

苦是假，種種難堪的試煉也是假，若能於細微處見眞章，遊戲自會終結。是我們的怠惰、無明，豢養了這些讓人欲生欲死、片刻不得稍安的苦境。

別提老掉牙的「前世業力」，不是不可能，但非重點，重點在你必須有本事在無窮瑣細、換湯不換藥的各種把戲中，嗅出這萬變不離其宗的核心奧旨。

有人說，因爲你前世機巧，占了朋友便宜，所以這一世他們化身不中用的兄弟來討債。轉世前世之說，我相信；但爲了討債，把自己這一世也浪蕩掉了，划算嗎？這根本恐嚇無稽之語，如果眞這樣，也是雙方認可的戲碼。演給心性不堅的人看，誰陷在那泥淖裡，誰就去死吧！沒有誰欠誰，這世界從來只有自己，沒有別人。眞的，別想太多。

一個老出狀況、留下爛攤子的子女或長輩，是考驗你是否能勘破情執、擺脫親情勒索的功課。這是留給對方盡責、也給自己清楚進退的空間。沒了清明，所有作爲，只是不斷增添苦的元素，最後不得不以怨懟作終。花了代價卻沒學到該學的功課，日後必定重來，這就是業力往復的眞義。一切覺之在己，早日看清早日作結，沒有世世糾纏的必要。

旁觀的家人，若能看清，不必瞎攪和，這不必然是一拖二帶三的骨牌效應；如果明瞭這是他倆的業習，尊重各自的學習步調，正如瓊瑤連續劇，情緒或眼淚，只是劇情張力所需的元素，你還要演下去嗎？

一切到此爲止吧，所有荒誕錯謬的劇碼，不過是演練的條目，旨在讓你更加智慧明睿，看似殘忍，其實蘊藏慈悲的深義，若能在這當口有所領悟，戲就該落幕了。

若執持表面的徵象，繼續無明、繼續不甘、繼續廝纏，這戲只會變本加厲，直到你醒來爲止。這就是人生，一切自作自受，自導自演，始作俑者，正是自己呀！

找回清明的自性，是最大幅度的慈愛

生命最苦之深淵，正是那反覆潰瘍、發膿腫脹，難以收口的痼疾，此世的功課是你早選定的。沒有剮肉剔骨般的疼痛，絕難將你自萬年沉醉的無明中喚醒。**苦，是清涼的薄荷腦，讓人瞬間了解自身處境**。身旁的牛鬼蛇神，令人厭恨、無法甩脫，卻也是親情血緣牽縈之隸屬，總一再提示，你的功課、你的責任。

病人說，舅舅罹患罕見癌症，開刀存活率極低，正面臨天人交戰。舅舅當了一輩子藥師，絕不信什麼心靈或中醫，母親與他極親近，甚至說他就是她的依靠，兩人都極負面思維，已一起深陷愁雲慘霧。

父親家暴，母親從未快樂過，即使父親中風十幾年，早住進安養院，她的人生始終晦澀，就像頭頂罩著烏雲，把她們姐妹逼退。帶她出國玩，也沒高興過，姐妹們無法負責母親的快樂，只好能逃的逃、能躲的躲，就怕碰觸低氣壓。

另一位浸淫心靈領域多年，已是高級諮商師的病人，提及自幼就把她們姐弟倆當父親外遇出氣筒的老母，總是一臉無奈。母親無法面對過往，始終在恩怨情仇裡糾結，甚至以病苦爲面具，苟延殘喘。當神聖的大限猝臨，最終還是得放下。

父母作爲孩子生命的通道，作爲共業[8]的一環，不免纏繞牽扯，恩怨叢生，其中很大部分，只是反照折射自身無法看清的幽暗面。

母親走了，功課才要開始。身爲諮商師，開始反芻並觀照過往忽略的某些面向；尤其當我跟她提起「其實你跟你媽很像……」原生家庭是我們第一個道場，家人彷如雞肋般的同修，只要直心，問題有多大，成就就有多大！

早早認了吧，面對並且回到內在，外境由己心如鏡折射，如眞似幻，分分秒秒都在波動，那無從捉摸的當下，逝水如斯，早已無跡可覓。

只有找回明澈澄淨的自性，你的眷屬、磁場，才有機會開啓淨化的契機——這是我們所能做到最大幅度的慈愛。

---

❽共業：群體每個分子共同面對的困境、責任與學習課題。

心靈診療室——

不必非做滿分媽媽不可！

Q：有愛未必能教出好孩子，雖說「聖賢是教出來的」，而我顯然是能量不足的媽媽，太多的疲憊與力不從心，讓生活不斷纖維化，瑣碎小事煩纏，雖意欲與女兒互動（有意義且充實的互動），卻在等一下、再等一下之後，成為一個個看似平凡卻又無法填滿的夢想……

在您的文章裡，重新思索母職的定位，如何排除萬難而後落實？童年只有一次，而童蒙教育是最精華的微版人生，如果留下空白，那會是最鏗鏘的怨憾吧！

A：孩子自有她的命運與功課，我們僅能盡力，毋須自責，更不必強求。以感恩心接受現下的一切，包括各種難以言說的缺陷，這就是人生——總在砂礫惡水間匍匐前進。

第二章

親子問題

人與人之間的親疏遠近，
各種情緣自有定數，
隨時光遷變與生滅，
天下絕無一成不變的關係；
父母子女的角色也恆處變動，
孩子長大距離必然拉大，
別奢望他們仍像幼時黏著你、
依賴你……

世間最大的病源就是「愛的匱乏症」，許多人幼時因各種因素被迫切斷愛的臍帶，當他伴著這個殘缺、業力與濃重的情緒，撫育下一代，傷痕自然無可避免地複製在兒女身上。

《易經》風火家人卦：「女正位乎內，男正位乎外，男女正，天地之大義也。」男女角色確立，各有所司，才能運行得當。但父母也在學習，不見得成熟，可能到老都還是個老孩子。浪蕩父親，賭博欠債，一輩子沒養過家的例子還少見嗎？以前有大家族的資源可以分擔、補位，家庭功能勉強能運作，現代小家庭，父母位分不正，影響很大。

孩子是獨立個體，精神靈魂皆獨立，出生即全知，甚至比父母更成熟。如紀伯倫說，你的孩子並不是你的[1]。華人特別執著子嗣觀念，容易把孩子當成財產，把希望、做不到的事，投射在他們身上，最最要不得。

父母子女的角色也恆處變動，孩子長大自有他們的天地，距離必然拉大，別奢望永遠像幼時那樣黏著你、依賴你，要慢慢調整爲對等關係，也許出社會後，甚至轉而成爲父母的老師。

有些父母自願把自己搞成讓子女不在意的僕傭處境，是心力不夠堅強，才會巴著孩子不放。別奢望誰的愛，先愛自己吧。以愛之名，占據孩子的成長空間，其實是私心自用，哪裡是眞愛？一個老拿過去綑綁自己也綑綁他人的人，最終將成爲別人的災難。好好生活，回到以自己爲中心的主軸，創造屬於自己的天地（探索生命眞相、寄情詩書、大自然、共老的朋友……），這才是生命的常軌。

人生，免不了破碎與創傷，愛，有各種不同的變貌，但絕無法出自枯井；這口噴泉，唯有覺察、經歷且穿越生命種種不堪與考驗之後，了然且接納一切，在最平靜寧謐的一刻，才可能自然而然地湧現。

有能力懷抱更深沉的諒解與愛，始能泯除因無知所造成的偏差錯亂，否則世世代代將酗溺在這樣的輪迴中。就像大地震後，全然地崩解與棄絕，卻也是新生的契機，讓缺憾還諸天地，願所有生命都能安住宇宙的大愛流動中。

---

❶你的孩子並不是你的，他們是「生命」對自身渴慕所生的子女。他們經你而生，卻不是你所造。他們與你相伴，但並不屬於你。你可以給他們愛而非思想，因為他們擁有自己的思想。你只能圈囿他們的身體而非靈魂，因為他們的靈魂寓居明日，你到不了那裡，哪怕是在夢中。你可以模仿他們，但別指望他們會變得像你，因為生命不會倒退，也不會駐足於昨日。

親職角色與分際

從孩子進入兩人生命的那一刻，新的學習就已開展，孩子雖小，卻可能是點化蒙暗心靈的老師，他純粹無染照見父母的狹隘與懵懂。年齡大、閱歷深不代表心靈進化程度高，若父母無法低下頭學習面對、謙卑、拋棄我執，一味以狹隘的自我複刻原生家庭帶來的傷痕，不自覺地施加於孩子，這種無知的蠻橫，不過是以愛之名的另類暴虐。

舐犢之愛何其強大，足以改變父母的心性——為母則強，不就這個理嗎？為了保護孩子、愛孩子，父母情願改變自己，這無非是為滿足生物存續所必須的驅力。孩子的終極利益，應高於父母的存在價值感。

在愛護孩子的前提下，父母該如何「付出」呢？

一、**考量孩子的最高利益，不是以「我」的面子、權威、存在價值感優先。**擺在對孩子的終極之愛前，這些都不算什麼。作為身心健康的父母，必須有能力看見、面對且消融負面情緒，而非夾七夾八一股腦兒攙雜在孩子的養育對策裡。

二、**要非常警醒地避免複製早年父母養育自己的方式，無意識地拿來對待孩子**。許多悲劇、痛苦的遺傳鏈之所以一再複演，根源在此。所以我一再希望想婚育的病人，參加內觀❷禪修——只有清明的父母才能孕育心性祥寧的下一代。

三、**參考前人、能人經驗**。許多人天生具備生養優秀孩子的能量，這是與生俱來的特質，無從計量，我們只能寶而珍之。若身邊有這樣的朋友，請多學習，否則就多耙文、靜心、反觀內在，一對寧靜安詳的父母是孩子莫大的福分！

---

❷內觀（Vipassana）：是佛陀成道時用的方法，他曾學過當時印度流行的各種法門，最後用這個方法成道；之後他就廣授此法，直到八十一歲圓寂。這個樸素的方法，口耳相傳，阿育王朝後兩千五百年，經印度葛印卡行者推行至全世界。「內觀」是一種靜心禪修的方法，不是宗教、沒有儀軌，沒有上師，跟後世佛教更無瓜葛（儘管依據自然法則，佛陀所說的法，廣為後世佛教引攝，甚且被奉為教主——但這一切其實都與他無干）。這套樸素的法，學習有其次第，前三日半教觀息法，這是內觀的基礎；之後才是內觀，全程禁語。為何一定要十日？因為唯有如此，才能真正深入。目前這個方法、這樣的規定，完全是佛陀當時的教法。

台灣內觀中心 www.udaya.dhamma.org

世界各地內觀中心 www.dhamma.org/zh-HANT/maps#001

子女如實反應父母的內在狀態

孩子永遠是父母的一面鏡子，他們恆常反應父母最深沉的內在狀態，家裡的氣氛由父母主導，孩子身心開放地吸收所有正負能量，有些令人揚升，有的卻讓人退縮。

爲人父母只要走在正道上，勇於面對事實，不投機取巧，不搞婚外情，革除酗溺的惡習……兩人同心，那光明燭照，帶來溫馨安全的氛圍，孩子心底踏實，自然也跟著步上正軌。

夫妻也是彼此的明鏡，老看對方不順眼，對方的缺陷正是你心中的空洞。先搞定自己，搞定你們倆，孩子就不會是問題。如何抉擇，揚升或沉淪，一念之別而已。

孩子「製造」問題，旨在提醒父母

媽媽帶著兩個兒子來看病，媽媽說：「哥哥上次吃藥，說很苦，一口全吐出來。」

我停下筆，看著他說：「你身體好不好、會不會太瘦小，坦白說，這是你的事，跟我無關。長得瘦小，被人欺負，打架打不贏人家，逃跑也來不及；頭昏腦脹，功課趕不上，都是你的事，跟爸媽也無關。我的藥非常好，你不吃，很多人搶著要。如果不吃，我就不開，不必浪費資源。你倒說說看，現在怎麼辦？」

他點點頭，要吃！

他離開後，媽媽說：「哥哥底子好一些，可是不聽話，就是要喝涼、貪甜，學校營養午餐常給涼的甜湯，他哪可能不吃？」

輪到弟弟，媽媽說：「他疝氣消了，先是不痛，然後就摸不到了。可惜之前另一側疝氣，早被嚇得去開刀了。」

我說：「這麼簡單的事，哪需要開刀？」光麻醉藥、術後避免感染的消炎藥，就讓人消受不了。何況他是第二胎，先天較不足（母親第一胎消耗大量元氣，又沒適當調補）。

媽媽說：「是啊，弟弟開完刀，虛弱了好一陣子，頭腦呆鈍了些。」

然後她問：「之後還需要注意什麼呢？」

「之後？」我讓弟弟出去，然後說：「接下來是你們夫妻的問題。」

不要總把矛頭對準孩子，老煩惱他們牽絲絆藤的一堆問題，他們之所以「製造」出這麼多麻煩，是爲了提醒愚騃的父母，最匱乏的面向所在。很少有人會因此而回頭觀照自己，孩子絕非牽絆父母進化的阻礙，他們才是眞正的善知識！

孩子有病，反求諸己

生病，豈止肉體的痛，更是周遭各種複雜心力交錯運作下的果，家庭的業力、父母的無明，最後「產生」了呼應這磁場的孩子。孩子的病是父母的功課，親情眷愛驅力極大，因爲孩子是自我的延伸，天下有誰不愛「我」呢？

於是，造物者設計讓孩子出狀況的劇碼，藉由這股強大的驅力，逼迫父母改變——請注意，主角是你唷，孩子只是苦情的配角。許多人卻渾然不知，一意往病的死胡同裡鑽，絲毫沒意識到，這不過是自身的投影。

臉友問，一年多前，小二的孩子首次驗出近視二百五十度；沒想到最近，竟飆到五百度。孩子很少吃西藥，生活習慣包含飲食、保暖，都很節制注意；運動、按摩眼球、改善體質的中藥，陸續服用，這些都對這個自小瘦弱、胃口差、喜流口水的孩子，有顯著的幫助。但每次驗光，卻還是心碎。這個什麼事都不讓人操心的孩子（自我要求高，或許也是一種缺陷？）體能好，跑得快，爲了練眼睛，打成羽球高手；選模範生一定少不了他。媽媽很阿Q地自我安慰，總得有個缺點吧！

媽媽說：「醫生開了高劑量的散瞳劑，說先穩住度數再說，還說，早該點的。我哪肯對散瞳劑妥協，您說過近視是體氣低落造成，我深信不疑。請問，我還能做些什麼呢？」

我說，這是一個普遍的問題，尤其都會區。首先，近視度數絕不會無故飆升，不可能今年兩百度、明年五百度。一定有盲點，盲點在哪裡？不一定在眼睛看得到的物質層面，近視、求治過程的種種痛苦，是個禮物，是我們在高峰美好匯聚處，有個向內反思的切口。眼睛是靈魂之窗，也是宣洩的管道，比如熬夜肝火內鬱，晨起眼角眵粘；所以，如果其他方面都沒問題，我認爲這是身體在宣告：孩子有潛在壓力。比較、競爭（或其他……）的壓力，不知不覺從眼睛透出玄機。

若無能洞見隱藏的核心病灶，一味在森然雜陳的外在，抓取病因，甚至企圖攔截，找個蒙著眼看不到眞相、卻能自我安慰的方便法門，以爲得到療癒的鋸箭式「治療」，比如點散瞳劑、裝角膜塑型片（類似隱形眼鏡，可壓制角膜不變形），這豈不等於逼孩子吃「降壓藥」？幾十年後，最終會發生什麼後果，誰能設想得到呢？

現實上，最弔詭的是，父母其實沒比孩子成熟多少，甚至可以說，因爲有了孩子，才被迫學習成熟。親子臍帶相連的互生共振關係，始終存在，作爲彼此的鏡子，我奉勸心急的父母：把焦點拉回，觀照自己，若能靜定安處，孩子的近視度數，相對不會飆升。

先安靜下來，接通宇宙能量，自然知道怎麼做，答案就在那裡，等你「看見」。父母穩定清明，配合正確的餵養、教養觀念，孩子不易出狀況；孩子若經常生病，除檢討是否做足排寒保暖，最重要的是回歸內在，檢視爲人父母，是否有晦暗模糊的角落，那些塵埃若不掃除，妄想依靠神醫，根本不負責任！

孩子生病反應父母內在的問題，若父母仍愚騃蒙昧，他就一直病給你看！醫生有多大能耐？化學藥物能醫治孩子？與其祈求神醫，不如改變自己，只要平靜，父母是孩子最好的醫生。

讓打球只是打球，而不是有目的、有訴求的健眼運動；更不必經常驗光、趕進度，讓神經繃緊，志氣沮喪。**放下對完美的執著，大家都會輕鬆些**。

孩子的人生，父母毋須染指

天下當然有不是的父母，而且很多。他們只是軀體長大、甚至逐漸老去的「未成年」心靈。因爲從小不受尊重，所以也從不知小孩其實不是父母的附屬物。從未被尊重的人，怎可能發展出尊重別人的能力？內在的空虛，只能透過不斷批判且弱化他人，來鞏固「掌控」一切的正當性。這種戲碼無日不在世界各角落上演。

以森林生態爲例，生物生存的首要任務，便是繁衍下一代，森林中的大樹也不例外。大樹以種子繁衍仔株，有的藉風力傳送、有的被飛禽走獸食用後，丟棄或排出體外；而掉落的地點，便是種子生根發芽的宿命點。大凡落點越接近母株，越不可能順利成長，因爲母株枝葉濃蔭常遮蔽陽光，小樹無法行光合作用，屢見凋萎。

據說，一棵大橡樹每年約可結子兩千顆；但能長大成樹的，只有一到兩顆。

勿以愛之名，行宰制之實

爲鑄造孩子健全的人格，得讓他充分發展內在力量。否則，永遠在樹蔭下的小樹，絕無法長成大樹，而且會不知不覺複製父母的模式，因此業力極可能「世襲」。

某患者在大學畢業前因特殊專長，師長頗激賞，爲她安排赴歐留學之種種，當時彼國並未收外國人學費，費用相對省很多，以她之資質，申請獎學金補助也不難。當時一心出國，所以與交往數年的男友分手，準備奔赴前程。豈知，母親一句話讓她卻步：「你走了我怎麼辦？」雖還有弟妹。母親從來倚賴她，家事她自小一手包辦，母親要求極高，經常損她：「汝這個懶爛查某……」

她儘可能優秀、事事經心，念公立學校，花家裡最少的錢，常拿書卷獎。但母親總不滿意，時不時拿小事貶抑她。在生命的轉折點，因為母親一句話，不想背負不孝的罪名，她臨陣退卻了。之後，拗不過男友糾纏，很快結婚生子。她曾再三叮囑，一生只有一次的婚禮，絕不要一堆不相干的政商名流致詞，結果席開六十桌，鄉下地方熱鬧非凡，場面完全事與願違。

後來，她得了好多年的憂鬱症。她的同學說，她的人生，從屈服母親的意志開始，就埋下病根，沒有揚帆，就此折翼的委屈、就此黯淡下來的人生，誰能補償她？

來看診後，曾傾吐早年的心結，但這件令人扼腕的指標事件，卻從未提過。聽了眞想拍桌，想到她頎長清麗的模樣，靈巧高妙的才氣，就此沉埋，這個鬱悶怎消得解？

孩子不是父母的資產，他有自己的人生，成熟明睿的父母不會一意染指；惟有被小我昏蒙障蔽的父母，才會高舉「孝親」大纛，遂行一己之私，躲在以愛之名的老套裡，凌遲口中所謂的親愛子女。

從心靈層面的價值觀到實際人生方向的抉擇，一意滲透，強加己意，這獨裁的宰制早見諸東方社會，軟中帶硬的柔勁，若非金剛練就的早慧，誰抗拒得了？

或許一切自有因果，是自己選擇的功課，這嚴峻的人生課題，恐怕得花費一輩子來消融所有的失衡，始能逐漸接受已然屈就的生命構圖。

父母該為孩子付出到什麼地步？

患者的女兒抽中天龍國蛋黃區實驗小學，她爲此苦惱是否該搬家就讀。之前女兒曾在校遭受霸凌，特地搬家轉校，現在還算穩定，女兒似乎不想異動，先生也爲此與她大吵一架。她壓力大到失眠，如同之前女兒遭受霸凌，她爲此愧疚不安，覺得未善盡保護之責，搞得不得不去心理諮商。這兩年她就在這種焦慮、惴惴難安的氛圍中，努力東碰西撞，希望給女兒最好的環境。

什麼是最好的環境？這不過是你內心的投射，小孩自有他該面對該學習的功課，即使父母，憑什麼妄加干涉？先管好自己吧，不看顧好內心，一味拿小孩當由頭，在這些外象徵逐，你敵得過天嗎？

首先，家庭關係應以夫妻之愛爲基柢，華人社會的盲點，有了小孩，夫妻關係就退位爲孩子的父親或母親，事事以孩子爲優先考量。在家庭的位階，孩子的序位無限大，凌駕夫妻關係。這種缺少夫妻之愛的畸形發展，無從讓孩子學習男女之間自然的親密表達，而且如此夫妻關係也容易生變。

其次，孩子遲早要回歸主流社會，社會就是這樣亂七八糟、不公不義，像「狼師」到處都是（包括善於僞裝的各路長輩、朋友），你能保護到幾時？重要的是，父母要給他正確的價值觀與靈巧的應對法則，而不是創造無塵的烏托邦。在無菌室待越久，只怕肆應力遞減，無何有之鄉終有破滅之時。時間早晚攸關甚鉅：**父母越捨不得放手，小孩越晚入世越麻煩**。

第三，人的宿世積習才是型塑他此世發展的核心原動力，他會是怎樣的人，很多時候未必與後天環境薰染有關。以我家來說，男生都念私立學校，那又怎樣？一樣的教養模式，卻出氣性迥異的孩子。一切自有安排，父母也毋須爲孩子過度犧牲，甚至沒了自我——雖然，我發現這樣的父母，代代都存在，或許是要透過這樣的角色來徹底消融「自我」吧。

第四，家人緣聚一場，終歸爲了完成某些功課或使命，人最終還是要回歸自身，**千萬勿拿身邊的人當藉口，牽延自己的靈命進程**。你的種種「犧牲」，骨子裡極可能是隱藏狡猾的煙幕彈。

回到你自己，好好照看，別把父母的角色過度偉大化，讓孩子自己來吧，他有他的路程，你也該有你的！

兒女是資產，還是債務？

過年後，某夫妻回診，兩人都病奄奄。之前不是調得挺好，怎麼過個年，就「豬羊變色」呢？

原來外地成家的兒女都攜眷回來過年，太太體恤兒女平時工作勞累，任由他們睡到日上竿頭，不忍招呼他們幫忙；就這樣又買、又煮、又洗（洗菜、洗衣），從年前忙到年後，累壞兩把老骨頭！

我說：「你們一年比一年老，要是其中一個倒下去，另一位就麻煩了，誰來照顧你們呢？明年學聰明點，讓成家的孩子們輪流作東，外食或自炊皆可。頂多大年夜讓他們嘗嘗『媽媽的味道』，但也要提早回來幫忙。怎麼可以把父母當老媽子呢？」

說歸說，我很清楚「家家有本難念的經」，這是「情理之常」裡的無解題。

兒女是業種，如果沒有夠深的業緣，怎可能如此糾結不清？這種角色對待，比夫妻伴侶關係更難解套，後者還可選擇，還可脫逃；一旦生了孩子，不免承擔種種責任，很難擺脫。人之無明，耽於「己之所出」的框架，甘心受縛，絕難理性對待。自己的業力就已經很混亂了，還有其他家庭成員的業習，再加上下一代的，層層疊累，真是「剪不斷、理還亂」啊！

即使如此，華人「無後爲大」的觀念，依舊根深柢固。二〇〇九年一月，求孕卅三年的五十七歲婦女，終於生下龍鳳胎。在體能漸衰之際，還鼓勇奮力一搏，不就爲了給祖宗一個交代嗎？《閱微草堂筆記》裡有個故事，讀來驚心動魄。

話說某老媪，無故率數十位老太婆，突襲鄰村某家，強擄其女而去。衆人百思不解，若說挑釁，夙無往來；以爲奪婚，則老媪無子。女家告到官府，於是出公文下令拘捕，老媪早已攜女逃逸無蹤，同行的一群老太婆也跑得不見人影。

牽連多人，輾轉審訊，始有一人吐實：原來老媪孤子病重，臨終前，老媪大慟說：「你將亡是命，可惜沒留下孫子，祖宗無人祭拜，竟淪餓鬼。」兒子呻吟說：「孫子不一定有，但有希望。我與某女交好，已懷孕八個月，只怕一生下就會被殺。」兒子死後，老媪思量十餘日，突有此舉，只爲保全胎兒，延續宗嗣。官府心憫說，果如此，兩三個月後，自會回來，也不必追緝了。屆期，果抱孫自首。後女爲父母所棄，於是偕媪撫孤，竟沒再嫁。

「保全後代」表面看來是文化、道統的因素，其實背後所支撐的是生物要延續、擴張的生存動力。兒女常被視爲己之延伸，生存目標一致，因此，再怎麼辛苦，都會咬牙捱過。但是等到兒女長成，自己也老衰，無餘力再照應他們，這時就會發生資源排擠效應，「甜蜜的負荷」可能轉成「債務」，「啃老族」一辭如是應運而生。

究竟兒女是「資產」，還是「債務」？父母一貫的心態與教養方式，居關鍵性影響。

首先，兒女不是父母的財產或複製，只是透過父母，來到人世的獨特生命，他有應許的天命，一條自己的路。父母賦予肉身，只須提供適當環境，讓他自在成長，若無足夠財力，不須拚死拚活，非把孩子送出國不可。

其次，任何兩兩對待的關係裡，付出比例過高，不免有相對應的期待，這是人情之常，即使親如父子亦然。一味把生活重心與目標放在別人身上，常成爲他人的噩夢。「以愛之名」是很恐怖的糾結，以前的孤兒寡母、現代的單親家庭，必須特別留意。

早點放手，給孩子獨立成長的機會；也給自己喘息、學習的空間，是親子關係保鮮的不二法門。

家人不同調，平常心看待

病人說，阿公阿嬤帶孩子去韓國，還給水果，看她們流鼻水，就趕緊灌西藥……結果，原本手臂上已消失的異位性皮膚炎，又浮出來，一片紅疹粗糙……

另一位病人說，家裡拜拜，一堆水果，公公會分成五大盤，每天晚上一人一盤，不吃他就生氣。還拿書說：「你看，書上不是說吃水果很好嗎？」八十幾歲的人了，能怎麼辦？

這是病人、臉友經常提到的窘境，同一屋簷下，眞的很棘手。

其中幾個問題有待釐清：

一、**教養權歸屬**：華人太看重自己的財產，「我」的膨脹，把孫子納爲管轄範圍，尤其手上還有幾個錢的。越位教養，角色不清，兩代父母都失責。

二、**盡信書不如無書**：書上寫的一定對嗎？爲什麼不相信自己的身體呢？許多人感知鈍化，身體與心靈長期遭受壓制而無感，只知照單全收，不思考其中癥結。耳熟能詳的教條，像魔咒般植入腦袋：「一日五蔬果」「疫苗不能少」……這些現代醫學思維的衛教，不應照單全收，至少得通過一具恢復感知的身體去檢驗，才能釐清眞相。

三、**保持平常心**：同住一屋，尤其從下而上的教化確有其困難；碰到這種狀況，別懊惱，保持平常心，一切隨緣，看著辦吧！

父母如何幫助浪子回頭？

人的偏差錯亂行爲常從財務紊亂開始，對財務沒有明確的認知與有效的進出控管、對財物所有權的人我分際也含糊不清，過多灰色地帶，往往是犯罪的前行溫床。缺口越開越大，生命的下降螺旋❸往幽冥之處墜落的速度只會越來越快，回歸正軌的希望也就越來越渺茫了。

現代許多父母爲子女的卡債操煩，在他們那個世代，欠債極丟臉；子女欠債，令他們寢食難安，老人家怎禁得起折騰呢？想幫他還，又怕再犯；也對其他規矩正經的孩子過不去，這可怎麼辦呢？

---

❸下降螺旋（dwindling spiral）：人的狀況越不好，越容易持續不斷地惡化，彷彿沿著螺旋下降。

就家庭而言，即使手足成年，各奔前程，但血緣這條無形的業力聯償線，仍緊緊牽繫著他們，尤其父母健在的狀況下。

生命本能地朝向光明，生存是宇宙所有生物最大的渴望，正常情況下，會朝增進團體的生存而努力，以家庭爲單位，一切作爲都是爲了讓家人活得更好、更有尊嚴。在團體中，每個人扮演不同的角色，且都不可或缺，在「共業」中，與其他成員共同學習此生該學的功課。

只要某個環節出了岔，某人沒負起該負的責任，必定骨牌效應般地危及其他人的生存。爲維持團體正常運作，只好由其中某個或某幾個人分別扛起他拋棄的、殘餘的責任，扮演穩定的支柱，團體才能繼續在現實世界運作。

溝通連結，開啓對話，或可轉圜

每個角色都不可或缺，也無法取代；現實條件不允許的情況下，也只能「兼代」。另一種狀況是，某些兼代者的能力太強，一旦做得太好、太多時，反使遁逃者背負沉重的「未履行義務的虧欠感」，產生莫名的排斥心態，不一定會朝團體所希望的正向前進。

家庭裡，充斥如許人與人間，既親若敵的幽微意識，那不能明言的隱晦驅力，往往迫使人們不由自己地做出違反家庭利益的行爲，傷了自己，也壞了手足情誼。手足相爭，傷的是父母的心；爲保護父母，有些人對兄弟逾分的要求，投鼠忌器，只能照單全收。家人的親緣關係總是一本清官也理不了的糊塗帳。

父母永遠是家庭的核心，子女從其所出，入胎伊始，除了孩子帶來的前世心識，原生家庭的種種刺激，一點一滴地型塑他的心性；父母動心起念、所做所爲，孩子無不看在眼裡。孩子所有行爲，某方面，正好映照出父母的本來面目。

對待孩子，規矩、標準要清清楚楚，不能有一絲模糊。若有模糊地帶，正因父母本就「模糊」，才沒有能力明確定義或處置（待年老體衰，更是無能爲力）。**模糊地帶是滋生日後越軌行爲**[4]**的起始點**。父母也許會說，我們勤勤懇懇，努力一生，從不曾想一步登天，更甭談占人便宜。話是沒錯，但孩子爲什麼往相反的路走呢？其中有什麼蹊蹺

---

[4] 越軌行為：指個人所做所為，包括起心動念，妨礙團體（包括伴侶夫妻或家庭）的生存或基本規範，該做不做或不該做而做的行為，皆屬之。這些行為造成對方或團體，在身體、名譽（精神層面）、財產、各種生存動力的實質傷害與損失，例如：偷竊、外遇、蹺班、酗酒傷身、殘虐動物等。

呢？

親子間最大的難題是：一、父母重視外在形象，甚於子女的實質問題；二、父母慣於扮演權威角色，以成見評估孩子，無法客觀面對親子間的實質困境。

會出問題的家庭，成員彼此一定溝通不良，無法打開天窗說亮話，吵架、誤解、扯後腿，各種層出不窮的背叛與隱瞞行爲[5]取代「溝通」，成爲常態。出狀況的孩子，常是心裡貯藏太多負荷，心結不解，表象的問題永遠無解。

家不是講理的地方，對家人只能以情制情。父母的角色，任何人無法取代，因爲那是「愛」的源頭，甫一出生，父母無私的愛是哺育孩子成人的最美滋養。

那無所不在的「愛」，爲什麼枯竭了呢？

或許孩子在外闖蕩久了，在爾虞我詐的江湖中，早已忘失「愛」的滋味。如果，父母能彎下身（或許孩子長得比你高，這裡說的是「身段」「姿態」），好好了解他的想法，設身處地想他一路走來，以致誤入歧途的「辛苦」（親子間有足夠的溝通嗎？爲什麼會溝通失調？或許，父母打從心坎裡，早已鄙視、放棄這個孩子了？）雙方有了連結與對話，或許就有轉圜的空間。

位階高者先行罪己，消融就會發生

大道面前，人只有俯首，當位階較高的，願意先行罪己，那最美的振幅，眞心的懺悔，必能剷除積年累世的陳垢。上善若水，只要一方有水的柔軟，再堅硬的籓籬都會消解。父母若眞有心處理、眞愛孩子，率先面對困境，設法放下強硬的自我，承認自己的局限，「融化」就會發生——以愛之力，冥頑不靈的浪子一定會回頭。

藝人包偉銘說，兒子高中時交了損友，連蹺幾天家，當時他不知怎麼辦？有天居然淚流滿面，對兒子下跪磕頭，這個舉動讓兒子大吃一驚，從此大徹大悟，決定不再讓爸爸操心。現在父子關係非常親密，兒子還常對他說「我愛你」。

並不是每個人都需要對兒子下跪磕頭。包偉銘此舉只是顯示他的虛心、他的愛，爲了孩子，他願意放下怨懟、放下身段、放下虛矯的爲父尊嚴，願意低到塵埃裡，觸及兒子的視角，進行對等溝通。行動勝過千言萬語，只要夠眞誠，孩子一定感受得到。如

---

❺隱瞞行為：有了越軌行為後，常因良心不安，接著為行為合理化找藉口，而出現隱瞞或刻意找碴的現象。

果他不回頭，可能是你做得不夠，父母若沒負起該負的責任，怎麼可能養出負責任的孩子？親子業緣牽扯之深，原生家庭的影響更是盤根錯節，孩子一切作爲，清楚地反應、投射出父母心靈的某些黑洞。「子不教、父之過」並非無的放矢，也許父母眞有尚未察覺的疏忽❻。

面對剛強，只能以愛之柔軟來調伏。父母不一定要留遺產給孩子，只要給他向上的機緣，不要斷了他走向正途的路，能呼吸自然的空氣，曝晒宇宙流洩的天光，他自會長成擎天大樹。

現世父母只知努力積攢留給孩子的遺產，卻沒在孩子的心地花心思；出了狀況，只想趕快幫他擦屁股，比如還卡債、出資本、找門路，給他不勞而獲的人生，這種孩子怎禁得起風雨摧殘？一味溺愛、沒有智慧的幫，只幫到「果」❼，卻忘了解決根本的「因」。倒果爲因的無明，不僅不能解決累世以來的業緣牽纏，只怕來世還會「續攤」；不思從根本截斷，只怕繼續在煩惱業海裡沉淪，永無出期。

多數人認爲對不願回頭、執意偏差的孩子，應採取隔離措施，以免腐爛蔓延，一發不可收拾，危及整體的生存。這是最最下策，等於宣告放棄這個孩子。孩子是父母心頭肉，始終占有一席之地，不是漠視就能了事——親緣永遠無法切斷——父母口裡也許諾諾，暫時無可如何；但心裡絕不平靜，煩惱一定存在，那會是個永難填補的缺憾。

比較上乘的處理方式是放下一切虛矯、成見，用愛擁抱迷失的孩子，完全的接納，幫助他接受現況，一旦清楚當下的處境，才有希望從亂成一團的泥淖裡脫身，慢慢找到頭緒，不再被悲傷與挫敗綑綁在黑暗的原鄉，動彈不得。事實上，他之所以使壞，在某方面，也是爲了生存，只是他誤用不當手段，反使自己瀕臨反生存；一旦棄絕責任與溝通等有效的方法，只會捲入更多層出不窮的問題。

真愛感召，具體執行有門道

人性本善，被周遭各種負能量或事件牽制，心靈空虛的孩子，只有真誠的愛才能喚醒他純粹的自性。以下建議，誠心切實執行，假以時日，一定可以見到巨大的改變。

---

❻ 比如，父親如果經常無意識地未經母親同意，擅自動用或處置她個人所有的資產，即使她事後得知，表達不滿，亦無可如何。這種不尊重他人所有權、人我資財分際模糊化的情況，是不是也會在無意中讓孩子有所習染呢？

❼ 這樣做完全違反宇宙自然律，被幫的人沒有負起該負的責任，也就沒有得到教訓。即使父母，也不能剝奪他從困境中學習成長的機會。

一、懺悔

每天花一小段時間（長短因人而異，幾分鐘也行）回想有關孩子的片段；是否曾做錯或不當之處？把時間、地點、事由、處理方式及後果（例如，打了孩子、父子幾天不說話、上班遲到……），如實寫下，不帶情緒，也不用分析。客觀整理，目的是再次「看見」，之後才可以完全放下。

二、了解

每天（或隔兩三天、一週）寫些話（卡片或信）給他。跳過他的近況，談談家族、你的故事，有關爺爺、奶奶、你小時的狀況，被打、被冤枉的經驗；或者上班以後，與同事相處的種種，好的感受、不舒服的時刻。還有孩子小時候的點點滴滴，家裡的瑣事等，提及他之前的光榮事蹟、對家人的貢獻、大家對他的感謝……（這部分非常重要，可提升他的情緒度[8]）。平鋪直敘，加些感受，不要批判。目的是拉近距離，增進彼此的親和力，好鋪陳日後溝通的基礎；不管他看不看，你就是寫，這些內容也是往後談話的素材。

三、祝福

有宗教信仰者，請依各教派的方式處理。基督或天主教友，請禱告，全心把事件交託出去，信任主耶穌或天父的帶領；佛教徒（淨土、觀音法門或密宗），請用心不二地持誦並迴向，祈請佛菩薩加被，幫忙清除累世冤親債主的業力，不要障蔽孩子，幫助他回頭。可以單獨進行，或與其他家人共修。

有靜坐禪修習慣的朋友，保持心的平靜，並在每次功課結束後，送上祝福，讓他分享你的安詳與慈悲。沒有任何宗教信仰的朋友，只要專心憶念孩子，真切地想著：「對不起，原諒我，謝謝你，我愛你！」然後想像一股愛的能量湧現，似乎可看見孩子的笑臉。儘量正面看待孩子，無形中也會把他的能量帶上來。或者也可誦讀一篇給孩子的祈

❽情緒度：情緒發露呈現的狀態。每個人都有自己的情緒度，雖然有時情緒隨事件起伏，長期來看，人的情緒度大致固定，上下不會差距太大。情緒度可以觀察人在生活各方面可能出現的反應，比如對人群或對事實的理解方式、對溝通的表達能力與意願。情緒度高低取決於過去壓抑或挫敗的程度。周遭親眷密友的情緒度，也會相互影響。若要提升情緒度，就得時時勤拂拭，設法提升體氣、處理過去的負荷，比如站樁、打坐等，都是有效的靜心清理。

禱文，放入你的祝福與喜悅，想像他正積極、歡快地朝繁榮之處前進。

四、幫助

一般人雖與自己的孩子有代溝，卻不見得與別人的孩子處不來。所以，如果親友的孩子有問題找你商量，請儘量用適當如法的處置來幫助他，弭平他與父母的代溝。助人者，人恆助之，還有許多幫助迷途孩子的方式或途徑，可以量力爲之，這樣的良性影響，久而久之當然也會回饋給自己唷。

保持心的平衡，清明自在持其志

面對問題，只要設法處理，憂煩無濟於事。成爲家人，尤其親子，更是業緣招感，務必放下怨嘆，不要比較：爲什麼我這麼歹命？爲什麼我的孩子不成器？人來世上走一遭，功課不同，面對的事情當然不一樣，重點是，能否在現世的考驗中過關？如何圓滿處理看似棘手的難題，才是臨事的核心要義。事件只是磨練我們的「表面冠冕」，只是過眼雲煙的劇碼！

千萬要沉得住氣，保持平衡的心態，把自己從混亂的情緒與忿惱中解放，飯照吃、覺照睡，正常作息，有空到外頭走走，看看不同風景。讓自己鬆口氣，才有清醒、持續的心力一步步拆解，直到該作的功課，作完爲止！

願大家奮發精進、心平氣和地走過人生最黑暗的風暴，孟子說：「持其志，勿暴其氣」。人生比什麼呢？不是比誰有錢、誰有勢，是比誰的「氣」長！能始終如一、清明自在地撐到最後，就是人生的大贏家！

子女角色與分際

父母也帶著業力而生，還未成聖成佛，同樣會犯錯。爲人子女不應苛責，看清他們的把戲，不受情緒綁架，不跟著起舞。帶著同理心，同理父母的成長滄桑。子女最大的孝，**一是把父母帶進修行之道，釋放心裡的垃圾，得到終極的人生智慧，完成此世功課。二是幫助父母，生，不受病苦折磨；死，能夠好死**。同時，不過度擴張自我，不把我愛的、我要的、我喜歡的，強加在父母身上，須給時間與空間。光是我自己，請母親不要用味精，就講了兩三年，她才接受。世間所有的苦，都出於私心局限，被虛妄投射出的幻象所蒙蔽。

藝術家病人分享，腳剛泡進熱水，心裡一陣酸楚上來，腦子湧現兩三件掛心的事。兩年前送給媽媽的母親節禮物，被她塞在房間角落……「不喜歡的原因是，她被我畫成河馬。上週我把畫拿回來，想好好疼愛心裡受傷的自己，那個被媽媽刺傷的小孩……我要的愛，她給不了；懂我的老爸，卻已經不在了。排寒像個大篩子，幫我把沉積在心底深處的掛念給過濾出來，眞的很神奇，只要相信，身體自會告訴你。」

我說：「你們不是那種緣分，她不懂，別怪她，別要求太多。回過頭，好好照顧自己比較實在，你太敏感，這樣要求媽媽是自找罪受。何不放輕鬆，陪她吃飯聊天就好？」

天下當然有不是的父母

不要懷疑，天下當然有不是的父母，以小我駕馭整個家庭，下意識或無意識地把其他人工具化，遭殃的是團隊成員，不管配偶或子女，無不被那隻看不見卻無所不在的黑手籠罩，打著以愛之名的大纛，極盡剝削親人到無以復加的地步。通常是**年老體氣虧損時，才爆發到不可收拾。何以故？**

一、**體氣衰弱時，負能量易附著**，小我當道，三毒熾盛，周遭宵小有隙可趁。人走霉運時，走到哪裡都會撞到鬼（鬼在現代，最常見的就是直銷、引人入彀的投資、借款花招、巨大無匹的貪欲……），好好的家，就讓這些外鬼搞得天翻地覆。

二、**退休無事可做，若不生病（其實這也是自我調整，未必是壞事）就得找點遊戲**

玩，不然失去存活的目標。遊戲名堂多著，當然跟個人心性有關，沒走上正道，自然容易偏了。尤其從年輕一路「規矩」，見的世面少，最禁不起誘惑。一旦中了財色名食睡❾的彀，終究晚節不保，難免招惹一身腥。

三、**安全感指數降低，想往外抓取**，身邊的配偶子女首當其衝，表面上是爲了家的「興盛繁榮」，骨子裡卻想遂行個人的控制欲，實現他構建的「遠景」。

人不修行，一味活在扭曲的浮華世界，最終成了家人的災難，這噩夢常至死方休。至於他的家人，只能勸他們警醒點，不要墮入他的設局，隨之起舞。種種不堪，通常在家中有人出狀況（比如，生病……）時，看得最清楚，這正是演出最精采的時刻，而病人通常也是受壓最沉重的那枚棋子。

以下是眞實的案例，母親混亂，孩子很難跳脫與之俱隨的基因，通常也有同樣混亂、怯懦的一面。老大初出社會時，被誘加入直銷，接著欠卡債，很辛苦地走過來了（兼三份差，什麼工作都做），幸好最後還去內觀。

母親月退俸五萬元，且有其他工作，無底洞期貨賠了很多，還接濟離婚且在做直銷、有嚴重精神病、終身住療養院的娘家衆姐妹，或許還有其他無人知曉的名堂。總之就是想方設法盤剝孩子，先是買新房，要初出社會的老二貸款，最後不知怎地，老二連保單都拿去質借，因爲當初保費是母親繳的。老大來不及勸阻，老二竟也加入直銷，他自有他的學習歷程，也罷。現在老父重病，進了加護病房，老媽的角色很微妙，她眞想要他好嗎？

她跟一般父母不太一樣，父母通常會擔心子女在外錢不夠用、吃穿不好什麼的，她完全不會。反而要盡心機讓子女掏錢，而且都是讓人不舒服的手段。

老大說：「有時覺得，我爸有點類似『人質』，我擔心若不付帳，我媽就惡整他，只好乖乖掏錢。或許我媽潛意識裡，根本不想我爸好起來，這種『能量戰』太殘酷。實習時，在醫院見過類似的家屬，患者很可憐。他的配偶失神失神地，看上去好像很擔心患者，實際上卻不願意爲患者的康復做任何努力，教她東西不肯學（說老了學不會），要她下決定時，眼神很飄，遲遲不做決定；如果預後不好，她就會說她都按照醫師說的去做……那時我完全沒想到，有一天這會發生在我家……」

另一位準備參加內觀的患者說，對父親還有止不住的怨氣，卻又覺得「父母恩重難

❾財色名食睡：即五種修行的障礙，地獄五條根，只要中一條，就難脫輪迴。

報」。我說，怒就怒，不必壓抑——父不父，一堆業力翻攪，他馬的父母恩重難報，報個頭！若解決得了，你就是神了。無論如何，先管好自己，去內觀沒錯。

如何面對「不是」的父母？

診間裡病人來來去去，孩子的健康問題，其實與父母大有關聯，尤其母親，影響更深。

患嚴重異位性皮膚炎的國中男孩，總是搔抓，癢個不停。經人介紹來診，母親看起來是不甚快樂的家庭主婦，總瀰漫著一股怨怒；孩子滿乖的，誠惶誠恐，一副沒自信的畏怯樣。用藥是一回事，我直覺認爲這孩子只要離開母親的監控範圍一段時間，他的狀況自有機會改善。這是無法言說的無形壓力，轉化爲表象疾症的典型身心病。可母子業緣如此深，母親若無法反觀淨化，孩子只怕一生難逃被無明情緒籠罩的命運。

世間偏是「怨憎會」者多，放眼周遭，多少人在親眷家人的磁場內，日日飽受不當卻難以逃脫的情緒干擾；脆弱的人自然而然就遁逃到這個或那個「病」裡頭了。孩子透過父母來到人間，父母是孩子賴以庇護的天與地，他的生存來自父母無私的愛。而父母也因爲「己之所出」，擴大自我的認知，生命更因延續而添加姿采。

問題出在「性驅力的萌動」通常遠早於心性的成熟，造化的戲弄造就許多懵懂無知的父母。娑婆世界的衆生，原有數不盡、尚待滌淨的累世垢濁，乍臨人世，不幸遇上「不是」的父母（家暴、性侵、毒害……），幼小心靈再烙上層層難以抹滅的創痕，只能是雪上加霜。

有些父母沒有明顯特殊的狀況，看起來很正常，甚至還相當優秀，或者根本非常傑出，但小孩還是出了問題。爲什麼呢？

父母還處在未淨化、心性尚未穩定的階段，帶著隱晦的欲望，總想控制、駕御孩子的一切，甚至把遭遇挫折的扭曲情緒、無法達成的夢想加諸孩子身上。孩子變成父母的「工具」，無法作自己，無法自決命運，活在父母無形操弄的影子裡，成了皮偶戲裡的主角。長大後卻要獨自面對詭譎的人生處遇，問題就來了，於是一個個優秀的博碩士，進不了職場，卻進了精神病院。

公共場合，常聽父母指著孩子「不要這樣、不要那樣」，孩子片刻不得安靜，成了蠻橫的小動物[10]，映照的是父母自我非理性的荒蕪內在——**他們不懂得尊重孩子，因爲自己也從未被尊重！**這是幾億華人父母，亙古以來的歷史悲劇！

在孩子一切所需尚仰賴父母的階段，他無力逃脫，他愛父母，尤其在傳統儒家、佛家觀念的薰習下，孝道是必須遵從的大道，反抗父母要承擔多大的心理負荷啊！[11]然父母的所作所爲，卻又明明違反他作爲一個精神個體的自由天權。「以愛之名」的網罟一撒，誰都無所遁逃啊！

較剛強的孩子，不免作出種種叛逆的舉動，「自我隔離與放逐」也是他們「求生」的手段，即使日後要付出極大的代價——AV女優飯島愛自傳談及家教甚嚴，一路被老爸的棍子打大。青少年時期她蹺家，理由竟是某科成績未達父親標準，回家恐難逃毒打。推她入性產業的元凶，竟是愛之深責之切的嚴父！

病人告訴我一對姐妹的故事，姐姐聰穎、乖巧，是名校高材生，很得寵愛，母親對她極盡栽培之能事。出國留學後，不但順利找到令人欣羡的職缺，也覓得如意郎君。所有發展都是母親夢寐以求的「光耀門楣」。妹妹呢，念了職校美容科，跟男友同居，母女鬧翻，後來沒念大學，母親拒不參加她的婚禮。你要問「後來呢？」

對，人生很長，誰也不知道明天會發生什麼事。後來，姐姐可能婚後與婆家關係沒搞好，還是老公外遇，我記不清，總之，精神出狀況（發瘋了）；妹妹呢？生了孩子，守著一家小小的美容院，安穩地過日子。

成年以後的兒女，如何看待「不是」的父母？所謂「不是」，也不是一開始就覺知的，許是生命歷程中，一點一滴的感受，慢慢積累起來的印象。要華人面對、承認父母的「不是」，不僅要冒大不韙，也是極大的不堪。這本恩怨夾雜的帳，要怎麼算呢？我的看法是，不必算了，總不能像駱賓王寫一篇〈討父母檄〉吧？

長大有了足夠清明的理性，看見父母在他們業習的框架運作模式裡，不由自主地行使掌控、限制、需索等錯謬的角色權力時，請冷靜、平穩、有力地拒絕，不要像幼年，隨他們的指揮棒起舞，陷溺在無明的漩渦裡。必要時，保持適當距離，也是不得不然的策略。

由於年長，積習已深，很難要他們驟然改變，作爲晚輩，要知曉人性之艱困與限

---

❿ 小細節可以教出優質的孩子——有些父母不教孩子收納玩了滿地的玩具，只用罵的或自己動手，甚至心疼玩具被玩壞，乾脆收起來。這樣的父母，喪失了教導孩子負責、人己分際、自我安排與決定、貢獻家庭等人生必修課的機會；孩子成年後，也將註定失去自在享受生命的能力。

⓫ 北京大學於二〇〇九年單獨招生，招生簡章中，增加對中學推荐優秀學生的四項要求：「熱愛北大、心繫天下、人格健全、成績優秀」。據說，原來的第二項是「孝敬父母」，因為專家們覺得「孝敬父母」是人人都應該做到，不需特別強調，因此改成「心繫天下」。但北大在招生過程中會特別留意，如果發現有不孝敬父母的學生，就不會錄取。（資料來源：《國語日報》二〇〇八年十一月廿七日）

制，時時惕厲自己，讓父母覺察我們往良善之處改變的心意。晚年的父母，體能、智能俱衰，反過來成爲我們的孩子，要有技巧、耐心的引導，不能一味寵溺（盲順是愚孝）。當然，更要收起批判的刺，對家人絕不能以其人之道，還治其人⑫之身。

最高層次的孝，是讓父母擺脫無明的綑綁

什麼是明智的孝呢？中華文化以孝道立基，這是爲人的初階。**孝道有三層次，最基本的口體之養**，讓父母衣食飽暖無虞；**其次**，立足社會，**顯親揚名**。毓鋆老師常說——四十歲後，看子敬父；現代人晚婚，應改爲五十、六十歲。但名，極虛幻，趙孟可貴之，亦可賤之，重要的是，成爲對社會有實質貢獻、正派的人。**最高層次的孝，是讓父母擺脫無明的綑綁，得到清明自在的智慧**。

讓父母清楚看見這一切可能，拉他們一把（儘管經常拉不動），給他們成長的機會與空間，讓他們安心，並且放下；這是身爲兒女，所能供給最豐盛的回饋。同時記住不要重蹈父母的覆轍，克制想操控孩子生命（生活）的欲望，孩子可能不會做得比你好，但是，犯錯是他成長的機會，千萬不要剝奪他接受試煉的權利。

每個生命都有他該走的路徑，讓一切發生，自然成形，痛苦與淚痕都是必要的代

價，而美善與光明永遠是我們追求的目標。當知這一世的關係，是極其難得的緣分，誰曉得這口氣嚥下之後，鴻飛那復計東西，也許再無相會之期。讓我們以最後的珍重之心，愛那曾經，甚至現在仍然「不是」的父母！

陳年鬱傷的嗚咽——子女同樣要尊重父母的意願

患者說，原本要帶九十五歲的父親來看診，但他突然手腳無力，雙手、雙腳嚴重水腫，尤其腳踝還滲出水，目前住在台大醫院。發現他只要心臟不舒服，腳掌就腫，先前心臟繞道手術及節律器，似乎幫不上忙。醫師僅給類固醇、抗生素之類的藥，體力、免疫力下降，可惜他不肯吃中藥，西藥哪有固護元氣的？

人各有命，一切都是個人的選擇；放寬心，趁他還能說話，清醒的時候，多和他說

⑫有個方法讓焦躁憤怒的人安靜下來，突然看見他自己——讓他說話，不要打斷他，示意他繼續說下去，你只須回覆：「還有呢？」「這樣喔。」「然後呢？」等類似語句，等他說夠了，把他心中那條蛇引出來，就會發現自己好像也有錯，並非全無責任。

說話、多看看他。若要活命，趕緊出院，至少少受些折磨。人老了，心臟本易出問題，再吃那些藥，小心連腎臟都出狀況，尿都尿不出，到此時心臟繞道手術及節律器，有個屁用！

後來她來就診，才知父親其實一直想自行搬去養老院，都找好地方了，但兒女不同意，他只好繼續勉強和素來碎嘴、相距十三歲且文化水平差一截的太太同住。原本身體硬朗，一向不吃藥的人，竟也開始心痛胸悶，吃起西藥了，最後做了心臟繞道手術，裝了節律器。

聞言至此，我不禁撫案嘆息，不孝莫若此。沒必要爲了維持表象的「家」，竟犧牲老爸的自主權利，硬把兩個痛苦的人綁在一起，只好各自遁藏在疾病的面具下，暗自療傷。那隨著歲月流淌的陳年鬱傷，一點一滴滲入肌肉、經脈、骨髓裡，輾轉糾結成了解不開的凝瘀，像沙漏般在剩餘不多的時光中，嗚咽著……

親緣皆有定數，距離恆在變動

世間親緣如夢，不過眾緣和合，緣盡則散，再自然不過，毋須為此縈懷。平靜看待這一切發生，如花開葉落，人，始終在氣交中，不離自然法則。

天下絕無一成不變的關係

一位傷心的母親告訴我，她那從小優秀、乖巧、一向不用父母操心的女兒，碩士畢業後進了竹科某大電子廠，獨自在外租屋，沒多久卻像變了個人似的，與父母疏遠起來。關鍵應是她交了父母可能不會喜歡的男朋友。從小漂亮聰明的女兒，從來看不上台大那些土氣老實的學長，沒談過戀愛，這回卻栽進愛情的漩渦，難以自拔。

心繫久未聯絡的愛女，某日倆老未經通知，跑到租屋處探望，卻得到極冷淡的對待，也不讓他們入內探看，只一迭聲地說：「我沒做對不起自己的事……」母親掛念女兒，每於雨夜傳簡訊問候，僅偶爾得到：「你韓劇看太多了……」的冷淡回應。

爲人父母不禁想，我們自己對雙親一向恭謹有加，絲毫不敢怠慢，究竟哪裡做錯了？女兒怎麼完全變了個人？

人生的實相即是如此，一切莫不在變化中進展，即使親如父母子女，當外在環境改變，彼此角色也在不知不覺中調整，某些微妙的變化與差異就逐漸出現了。

人與人之間的親疏遠近，各種情緣自有定數，隨時光變遷與生滅，天下絕無一成不變的關係；若有，只有那癡心戀舊的父母，即使子女已成長偉岸，在他們心中卻永遠稚幼如昔。親愛狎暱最終很可能還是變了調，不要懷疑，無常逼迫，這才是人生實相。親緣永遠是最艱難的共修共業。

這種一廂情願的愛，完全禁不起現實的考驗，從業力角度來看，很多再也走不下去（不見得是感情不好，只是緣分到了盡頭）的關係，如果不「生離」，就只有「死別」了。若能早日勘破此點，互給空間，保持適當的距離，或許還有機會維持較長久且鬆緩的關係。

親緣如夢，畢竟是功課

病人鄰居跟自己母親一樣是單親媽媽，生了三個兒子，都送出國留學。

老大最優秀孝順，學成回台就業，成家生子，前程似錦。卻在某個雨天，捨汽車而騎機車，不幸車禍成了植物人。婆婆很慷慨地把車禍保險理賠的八百多萬都給了媳婦，之後媳婦帶著孩子跑了，從此不見人影。好在家境還可以，就請外勞，自己在家照顧。

老二學成就地生根。老么回來了，卻是吊兒郎當，完全不濟事。只要媽媽不在，就找人來家裡開趴，吵得鄰居只好報警，他媽還問：「你確定那是我家孩子嗎？」老媽都不知被蒙了多少年，最後只好接受這個孩子「廢了」的事實，在天母住家附近買個小店面，想他以後至少還能靠收租度日。

病人說，因爲這個例子，所以她母親也就不逼婚了。她自己那些同學好友，孩子還小，都還在「可愛好玩」的階段，一直勸她也生一個。

這些傻瓜父母，渾然不知日後即將展現在他們眼前的，或許是何等凌厲難堪的人生！

心靈診療室——

無條件地臣服，也是學習

Q：我曾經在日記裡寫過一篇〈討父母檄〉，主要討伐母親，當時和她鬧僵，我希望得到自由和諒解，所以把檄文給父親看，父親還沒看完就丟開，臉色鐵青又不屑。我震驚得到這樣的回應，心像開了一個洞，無奈無助又憤怒，當下更想抗爭，但同時我也感到絕望，就像在一片濃白迷霧裡，驚懼恐慌，不知道出口在哪裡，帶著沉重的負面情緒一直走一直走……

A：完全理解你的心情，但人都是來學習的，很多父母沒資格當父母，甚至連小孩都比他們強。但你知道嗎？這種小孩要學的就是無條件地臣服，臣服於自然秩序；而父母其實也是來跟小孩學習的，學習放下面具與威權。

Q：請問自然秩序為何？不知道是不是業力使然，我總有那麼多的不服氣。

A：長幼有序，不在其位不司其職呀。很多人尸位素餐、濫竽充數，可這沒辦法，因為是功課。不服也得服，你真服了，他們就像樣了——功課完畢了。執著總有千百般理由糾纏著自己，非磨到人全心誠意放下的那一刻，才真正解脫。否則永遠會再來一次，流轉無窮。

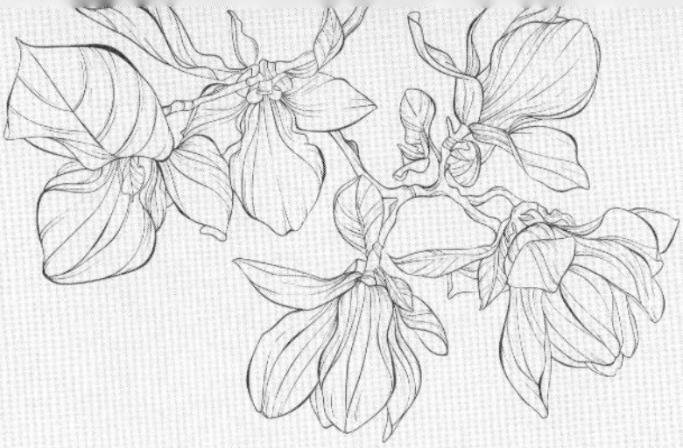

第三章

兩性關係

愛情以糖衣的偽裝出現，
誘惑我們，如蜂逐蜜、蟻噬甜，
絕美的高潮之後，痛苦隨之而至，
可正是如此，
才能讓我們一步步墮入極苦的深淵，
而有了不得不相隨與之的領悟與學習。

兩性關係是陰陽互相倚賴、合作互利的對待，然陰陽角色隨時變動，男剛強，女溫柔；而能量卻也因時因地因事件轉換，但始終有個陰陽對應的關係。

有趣的是，兩性對異性的需求度似乎隨年齡增加呈反曲線——年輕的女生黏男人，渴望婚姻與家庭，到了一定年齡後，反而享受獨立的自由，懶得被男人綁住；而男人正好相反，沒了老伴，常也喪失自理的能力。更年期後男性趨柔，女轉剛強，特別女性平均壽命較長，常見老女人當家，賈母即是顯例。

「花若盛開，蝴蝶自來」，在愛情中毋須取悅任何人，只要活出自我價值，發揮極致，散發光采，人必自愛而後人愛之。而愛需要某種程度的薰陶與學習，連自己都不愛、沒嘗過愛的滋味，怎麼「可能」或「會」去愛別人？趁年輕多談幾場戀愛，跟不同的人相處，等於向不同的家庭敞開。否則，帶著原型，沒有經驗成長，就進入婚姻，勢必磨到彼此皮開肉綻。

過去的性，多在家的體制下，才名正言順，體制外的性，一向諱莫如深。尊重性工作者的存在，反對性汙名化，但也必須從小教育孩子，尊重自己與他人的身體界線，身體是自我的延伸，不隨意讓人觸碰、不拿來交換（愛情、金錢、權利或權力……）。

我以為婚姻制度仍有必要存在，因為繁衍後代，需要有利幼兒成長的環境，家庭有助於生存。雲南走婚制度、越南母系社會，不同社會不同習俗，只要運作順暢即可。婚姻需要用心經營，婚前懷著夢想，婚後則是現實的柴米油鹽醬醋茶，生活本就粗糙，沒有戀愛時的閒情逸致，彼此忙碌，不花時間相處，最後只能淪爲寡淡無味，棄之可惜，甚至是綑綁兩個人的牢籠。

如何定義婚姻？想在婚姻裡得到什麼？很多人始終搞不清楚，於是吃著碗裡，看著鍋裡，就因爲搞不清楚，所以容易受外界引誘。趁年輕多看多經驗，自然知道自己要什麼。

愛與性的迷思

肉食男與草食女一起出國玩後，在認識滿週年的前夕，居然避而不見地和別人約會去了。

顯然對方還不想定下來，各自的企求有落差——在關係裡，面對的常常不是眞實、血色豐沛的個體，而是自我投射的幻影，自以爲碰到「理想對象」；朦朧中把自己交付出去，對方卻不經意地連你的靈魂也席捲而去，留下一道道血淚斑駁的傷痕。

這是必須親歷，而後穿越的旅程，除非自己走出迷霧，否則誰也幫不上忙；痛苦的疤痕成爲活過的印記，它會隨著成長而淡化。

愛情以糖衣的僞裝出現，誘惑我們，如蜂逐蜜、蟻噬甜，絕美的高潮之後，痛苦隨之而至，可正是如此，才能讓我們一步步墮入極苦的深淵，而有了不得不相隨與之的領悟與學習。

人之叢聚，莫不以原身業緣，彼此招引、暈染、流布……愛憎怨苦皆由此而來；若不明瞭其作用模式，豈不正如一再於糞坑裡攪拌，臭穢直熏人欲死，可多數人卻對此懵然無知！

愛情的本質就是tricks

病人很難過，因爲她被甩了。才兩個月，剛萌芽而已。只因她直率地說：「我想念你、我想見你」，對方嚇到，因爲他只想要一份蒙昧的親暱，所謂紅粉知己；顯然他認爲她「越界」了，這讓他卻步。

他們還是見了面，只談公事。談完，他說他還有事，而且騎摩托車，不開車擺明不送她回家；綠燈亮時，他示意一起過馬路，她搖頭，從此明日天涯。可她還是難過，哀嘆戀情爲何總是如此短暫，以她的條件，在學時曾是校花，這誰會相信？

我信啊，這是命，先天業力，人與人間的情感流轉太不靠譜，說是投緣，不過是自我投射。人不自私天誅地滅，他當然愛自己，先保全自己，保有「遊戲」空間，迫不得已只好傷了你。你氣，由他開的頭，現在卻好似被設計，挖了個坑，你往裡跳，不僅不干他的事，他還奇怪，你幹嘛跳呀？

是啊，愛情就是如此，有很多tricks，進退之間太多學問，經驗不足、心思單純、沒耐性的，最好遠離這個傷人的叢林。你該搞懂的是，這裡沒有所謂道義、邏輯可言，而是看誰掌控情感的砝碼；沉不住氣的、先付出的、愛多一點的，註定是被操縱的一方。

不然你先讀《孫子兵法》，這太累不是？你說：「我連《三國演義》都懶得看，我只看《紅樓夢》，我的腦袋只用在工作。」

那誰都救不了你了，在近身的肉搏戰中，你掏心掏肺，卻永遠掌握不了那條時遠時近的韁繩。愛情太傷神，可你又渴求它的滋養；種種衡酌，比尋常交情更費勁。少了單純與直接，這樣的把戲，哪裡好玩？

狩獵者最心動的時刻，是獵物將要捕獲，卻差臨門一腳，將擒未獲之際，荷爾蒙腺分泌到達高峰，這最激情的一刻，讓人賦予無限想望與渴求。若能永遠停留此刻，愛情就能常保如新。

可你愛情的保鮮期如此短暫，也是個性使然，這遊戲對你而言太深奧也太曲折。不如找個水電工（木匠……，泛指擁有具體生活技藝的達人），在尋常飲水裡挖掘真滋味，來得踏實，令人寬心。

歲月寧靜如水，有個溫暖貼心的伴，一起散步、買菜、爬山、旅行，家裡出狀況，有人幫著打理，不用搶扮鋼鐵人，這正是莫大的單純，卻也是不簡單的幸福。至於才氣，你不比別人少啊；那些才子、專家們，就扔牆犄角，愛玩隨他們自個兒玩去。

愛情，是合乎雙方利益下的某種默契

朋友說：「我跟男友在一起，他卻跟女性朋友曖昧、開玩笑，然後刪除對話……他說，只是開玩笑，不覺得自己是出軌；怕我看了生氣，甚至離開他。我說過我的底線跟在意的事，就是很難接受他這麼做……不知道該不該相信，他所謂的『只是開玩笑』……」

這種狀況，眞眞假假，用開玩笑的態度作掩護，就算被拒絕也好說；若有機會，便打蛇隨棍上。我覺得你已有定見，只是需要有人幫你確定。

韓劇《黃眞伊》頭幾集講她的初戀，美好的初戀因教條、階級，以及周遭人的私心或自以爲是而砸鍋。但長遠來看，就算兩人私奔成功，日後生活與社會的重重壓力，難保不會把他們壓得喘不過氣來，愛情最終會在現實壓力下磨損，然後黯淡失色。就因爲愛人死了，愛情才永遠不死。

兩人相處必須彼此尊重，若他眞愛（珍重愛惜）你，必然連跟其他人說話都沒興趣，但他還在探索，還無法確定下來，步調跟你不一致，這是無可奈何之處。不然你找卅五至四十歲之間的人，可能閱歷夠了，想安定下來，那就剛剛好。否則，如果不會內傷，那就睜隻眼閉隻眼，不然爭執反覆發生，最後大家累了，結局可想而知。就像黃眞伊，不扎扎實實痛幾回，豈會強大？

「只是很難理解，爲什麼說愛我，還這樣對我？」

愛，不是說的，得在行動中落實，是生活中的點滴堆積而成，才有感動，這都需要時間鎔鑄。年輕男生的純愛很少，他們還在歷練，這沒辦法；女生也是，連自己是什麼人都搞不清楚，怎知適合什麼類型的人？

平常心，活在當下，享受過程，在當中學習成長。**每個來到我們面前的人，都是生命中的禮物**。

「我一直都把傷心難過當作過程，可是踩到自己的原則，眞的很難……」

是的，踩到你的原則，所以難過——可見人最在乎的還是自己。推而言之，愛情是合乎雙方利益下的某種默契。但你的利益不等同他的利益，而其內涵隨時變動，如此一來，愛情的不確定性勢成必然。依此前提，某些要求與需索，豈不違反自然律？若想在關係中過得自在，首先得勘破這個盲點，否則很難過渡到快樂的彼岸。

從來沒有知己，只有自己

病人說，朋友無法同理她的感受，無法及時以同樣強度的波頻回應，她生氣又傷心……她說：「他哪裡是我的知己？」

我說，世上從無「知己」，我所知只有「自己」。人的一切行爲、所思所想，莫不從己之視角出發，你觀看的世界，猶如顧影自憐的水仙花——納西瑟斯（Narcissus），他自以爲愛上的人，其實只是他自己的水中倒影。

情之所鍾，不過是心中匱乏的缺角有所彌補；這種表象的圓滿，是相互取暖的飾辭。若說人生如幻，那愛情更是幻中之幻。若到中年還無能從幻境超脫，那苦汁只怕不好消停。

對人不必抱過高期待、非分要求，人所不能、己所不欲，知其短，用其長，然後有所寬諒，豈不兩相愉悅？何來自苦若此？若能彼此了解、吐吐苦水、說些胡話，甚至稍進勸諫，這種閨密或兄弟之屬的情誼已極難得，當予珍惜。可這必是彼此背景、條件、志趣相類，無利害衝突，經過時光長期淘洗，皆知有所進退，情分方能長久。

世間最難的是「人我」關係，這學分忒難修，如何掌握進退分際，建議多讀古書，不然看看歷史劇，關竅節度自在其中。

願衆生不再自迷，於一切關係一切法，俱見精進。

雜音不是障礙，正是磨合的機會

朋友說，希望透過女人、婚姻讓他徹底鬆解，否則緊張與不平衡，會一直存在……

我說：「是嗎?不要對人有太高的寄望唷。」上升在天秤的朋友頗不以爲然：「難道叫我不要結婚嗎?」

不，我不是這個意思。兩個人在一起，很簡單也很困難，有天雷勾動地火的一夜情，也有認識幾十年，連手都沒牽過的好朋友。

能一起過日子，穿衣吃飯，瑣瑣碎碎，都是稜角磨礪，一點一滴血肉糊爛累積起來的戰果。兩個人都要放棄部分的自我，才有空間模塑出全新的「我們」，感情由心觸動，沒有心的共振，沒有感動，兩個人就走不下去了。

去哪找能讓你徹底鬆解、願意俯首的女人呢?或者說，你憑什麼吸引全然放鬆、像海一樣涵容一切的女人呢?

人與人之所以彼此吸引，正如明鏡之內外映照，你以相近頻率吸引與你共振的伴侶，所謂物以類聚，人以群分，臭味相投自然聚在一起。不是冤家不聚頭，自有其道理。

如果你內在那根緊繃的弦無法收放自如，只要還存有一絲絲的張力，不是全然臣服，就不可能奏出共振的妙樂，嘎吱嘎吱聲總在不經意間，陡然現形。然而雜音其實不是障礙，正是磨合的機會呀！

投射與控制是關係中最常見的手段

人的一切行爲，所思所想，莫不從己出發，各種關係中，最常見到的手段、現象，就是投射與控制，如水中倒影，控制一樣出於投射。

面對他人的戲，毋須投射任何情緒

學哲學的病人說，某次看診見我跟小哥口角後，轉身如常看診。這過程讓他完整印證德國哲學家海德格講的：「部分的加總，不等於總和」。意思是，你看到這個人或事件的某些樣貌，其實是不完整的，因爲那不是全部。不過，不少人卻認爲那是全部。

我向來沒形象，毫不掩飾地演給大家看。那又怎樣？這是我家的事，與任何人無涉。

某日接到臉友私訊，她說，當天她們一家也在現場等候初診，只是先生看到醫師情緒波動的表象，覺得磁場不好，就自行離開了。不知能不能再回來看診？我說，既然當初做了決定，緣分就斷了，絕無再續之理。

另位重症病人，服藥後昏睡一個多月，療效進展均在掌控中，病人很喜歡我，積極找我參加活動，甚至進入她的社團。某次內觀還同行，結束回程，我在血糖低、體氣不足的情況下，對他人給的這個、那個意見，不耐煩地說了心裡想說的話。

欸，這一車子人，包括這位病人，別說建立革命情感，根本跟你都還不熟或不認識，這次就是人家對你的全部印象，竟敢原形畢露？從此，病人不僅沒回診，在社團碰見也給我冷面孔，一反之前的熱絡。

前幾年，我常給病人下馬威，甚至拍桌，其實那只是隨靈感而來的「演示」，我是載體，根據感覺流動而展現。當然不免有人被嚇到，心力這麼脆弱，我也無言了。

每個人都在他的業力旅程中，那是他應許的功課，與任何人無涉；你若對境投射情緒，完全是你的事。無法認清此點，會一再碰到偶像/愛情幻滅的問題。

一切有爲法，如露亦如電，如夢幻泡影。

尊重他人的學習步調，Let it go

病人抱怨先生幼稚、自大，完全不接受別人的批評，甚至打電話回婆家，叫婆婆給孩子多吃水果，說每種食物都有營養，總之就是爲反對而反對。

我說，人各有緣分與福報，絲毫勉強不來。

首先，自我極其強大堅韌，別人如此，我們也是，即使出於愛心，「以愛之名」的壓迫感也是極沉重的負荷，對方必然反彈；硬碰硬，當然兩敗俱傷。若一時無法從理上得到了悟，也不能在情上領受滋潤，無妨退一步，給彼此空間。再好的資糧也要虔心敬領，才能發揮最大效果，口是心非的陽奉陰違，無法滲入骨髓，作用不大也無法持久。

每個人都在學習之道上，無論看來多麼笨拙愚蠢，都得接受他的節奏，因爲這是他的人生、他的功課，任何人無法越俎代庖、揠苗助長。親如父母子女、愛如夫妻伴侶，務必忍耐，不要隨意伸出那自以爲「愛」的干預之手，如果無法接受，就隨他去，即使墜崖是必然的結果，也不必因此自責，那是他的選擇。

Let it go，世間因緣聚散如風，眼看爲眞，其實皆是早已編就的戲碼；保持心的平靜，做好分內之事，等待適當時機，再伸手吧！

別再酗溺於「以親情、以愛之名」的陷阱裡

朋友說，先生知道她跟一起運動的朋友出去（當然是女生，而且次數少得可憐）後，暴怒開罵，從樓上罵到樓下，她躲進廚房，又跟過去罵，罵她是「鬼」、是……實在說不出口，這是擁有數張專業證照的碩士丈夫。

兒子上完才藝課回來，原想該放過她了吧？沒有，竟跟兒子說：「你媽就是想出去玩，才把你送安親班。」繼續暴怒不止，也罵兒子是「鬼」，原本安靜的兒子猛然扯髮、打自己……

她放棄專業證照的優渥待遇，把有自閉傾向的兒子調教得滿穩定，能正常上下學，但只要他爹一抓狂，他就受影響，像杯晃動的水，總有些什麼魂潑灑了出去……

一個鎖在地獄、走不出去的靈魂，牽拖家人跟著受罪，這是許多家庭常見的課題。總有個漩渦中心，是風暴的起始，卻也是淨化的源頭。他製造的許多混亂與災難，直如痛苦的哀號，那是他求救無門的怒吼。

別與他共振，你僅能超拔，在煉獄中百鍊成鋼，提升自己，在更高的層次照見一切鎖鍊的無奈與理路。若一時無法承受，就輕省地離開，保留元氣，讓自己還有一口氣迎

接明日的朝陽。

如果願意面對，再難解的結，總有辦法處理。前提是，必須提起意志，直心客觀，不受對方情緒勒索，才能不再酗溺於「以親情、以愛之名」的陷阱裡！

性的誤解與釋放

臉友說，「草食男搭配肉食女」可能是比較好的組合。是的，我認為草食男是靈性層次較高的男人，有別於傳統男人，比較願意向內反觀，且在意人與人之間的心靈交流，或許正好是現代某些怨女的最愛。

在先天設計上，男性本較外放（陽主動、陽化氣），精子以量取勝，亂槍打鳥，他要的是機會。女性較內聚（陰主靜，陰成形），每月只有一顆卵子，她要的是品質。在清醒的情況下，相對而言，女生對親密關係會慎重得多。

《西遊記》裡，都是母的蜘蛛精想吃唐三藏，雖然歷史上出現過母系社會（現代也還有），把男性當「生產」工具，但這是社會發展較早期的過程，作為一種邊陲現象，如同往後成為主流的父系社會，制度之所以形成，都指向明確的目標——為了生存，這是生物本能。

即使到了今日，人不再披獸皮，穿西裝、打領帶、使用臉書的帥哥小姐們，還是脫離不了生物律的制約。陰陽要協調，首先人要協調，一個不協調的人去招惹另一個不協調的人，災難由此而生。

有些文化與民族的女性雖然外放，如唐代豪放女，但普遍看來，還是受限於生理，外放程度遠不及男性。除了精子卵子數量天差地遠外，女人生子要懷胎九個多月，男人後代的數目理論上可以無限大，女人一生的子女卻很有限，所以基於生物本能，自然要挑剔一點才行。

印度成道者奧修說，女人像樂器，全身非常敏感，這樣的敏感應該被挑起，所以才有前戲的必要。而後戲也同樣重要，這是出於男人對女人的疼愛與感謝。

兩性相悅，《易經》〈咸卦〉即明白指出：咸，亨，利貞，取女吉。〈爻辭〉則具體說明「咸其拇」「咸其腓」「咸其股」「執其隨」「咸脢」「咸其輔、頰、舌」。「咸」有牽動搖感之意。拇，是大拇指；腓，是腿肚子；股，是大腿；隨，腿肚之丘；輔頰皆在臉部。男子先按次序愛撫女方上述部位，再親密接吻，以舌互觸！

中國古代房中家十分重視性生活之前的愛撫挑逗，強調須「相拘相抱，以恣戲道」。此外，還須精神情志調和，男女心思安定，屏除憂恚憤惱，才能盡魚水之歡，得養生之益。兩性在深度的放鬆中復甦，那種悠閒的自在安穩，把所有擬毒素的能量轉化爲無限的喜悅——嘮叨的女人不見了、暴跳如雷的男人也消失了……。只有痛快玩耍的時候，才能完全地活著，呈現更完整的自己，能更深入地探究任何事情。

性這檔事，處理得宜，可怡情悅身，若不知節用，恐衰老得更快。

病人說：「過完年，疲憊異常，很累很累。」

我搭上他的脈：「這難怪，消耗過度嘛。」

我看重症病人，都明言須暫停房事。身體已處在低能量狀態，只要再有一丁點損精的因素加入，肯定是壓死駱駝的最後那根稻草。

他說：「是啊，過年回中部，每次和老婆吵架，一個人睡，就清爽些；但吵完架一和好可累了。」

還有病人問我，行房後發冷，怎麼辦？房事極其虧耗體氣，行房後，不要立即洗澡（有人還洗冷水澡！），覆被休息一會，能睡一下，再起身整理最好。

臨床處方箋——

調節情緒，強精飲食

以下強精食品，戒絕生冷，行房後，可擇而食之。

．**豆蔻核桃粥**：核桃打碎煮粥，加入黑糖、番紅花、豆蔻，再打入蛋汁，混合食用。

．**芝麻桃核花生漿**：黑或白芝麻、核桃、花生置入調理機中，加粥打成漿，煮沸後，調入蜂蜜即可。女性性冷感者，可加小茴香或肉桂粉同煮。

．**蓮藕紅棗羹**：藕粉冷水調勻，之後沖入滾水，一邊攪拌，一邊加入紅棗同煮，以黑糖或蜂蜜調味，灑少許南薑粉，趁熱食之。

深夜的薄紗睡衣——誘惑與生存之道

某久未謀面的女友，提起之前的遭遇，她與論及婚嫁的男友某夜臨時起意去探訪她的閨密，閨密知道他們要來，卻穿睡衣見客。她那條件不錯，卻沒見過多少世面的男友，看傻了眼，後來轉向去追她。

幾年的感情竟不及一襲若隱若現的睡衣？

沒錯，朋友說，她看清男友，平靜分了手。幾年後，嫁給一個老實的男人，那人說話不太流利，走路也不方便，領有殘障手冊。她還跟閨密繼續來往。

那位閨密我也認得，她是美容師。許多年前，初嫁日本的同學，某次偕夫婿回台，想找人按摩，那時我認識的人不多，只想到朋友這位閨密，於是帶他們到她的美容工作室。

我們在旁邊看她幫這位日本帥哥按摩，不乏嬌笑及某些肢體語言。我嘛，坦白說，沒啥感覺（那時太嫩了，看不出來）；但同學看在眼裡，氣呼呼地抱怨：「哪有在太太面前，勾引人家老公的？」

據說這位閨密後來交了學佛的男友，現在吃素。當然她前前前……男友買給她的台北東區工作室還在，且增值了不知多少倍。

這是人生，每個人都有的人生——病人告訴我，她每天早上總是屏息，一口灌下水藥，婆婆問：「藥很苦嗎？」她喝完藥，回過神來，沒好氣地回答：「藥哪裡苦，人生才眞的苦！」

女人的幽微心事

病人外陰搔癢，把脈時，我說：「你也別太挑剔了吧，有時人家也在容忍我們的毛病唷。」她說：「醫師說得很準，我知道了。」點到爲止，讓病人去體會。心裡某個結卡住了，久了就會形成實質的病。

另位患者產後反覆盆腔炎，尤其行房後常常不舒服。我告訴她：「你可能對先生有些說不上來的不滿，下意識用身體的不適來迴避親密行爲，因爲這是合理的藉口。」她若有所思地說：「好像眞是如此。」

女人的病，尤其婦科問題，八九不離十，多與男人有關。不管是現在的伴侶，還是十幾年前，心頭上的影子，那氣悶、沒解的結，經歷歲月，一點一滴，輾轉鬱成了病。唯有面對並處理那個痛點，才能慢慢排除陳年的不適。

放過別人，同時也把自己從心牢中解放出來；事件隨風飄過，千萬別讓病苦無聲無息地上了身。

婚姻圍城的裡與外

婚姻是從戀愛的感性漸漸走向理性的過程。兩人必須共同分擔財務、家務，彼此磨練，經過磨合，有時候甚至需要一點謀略。

病人告訴我，中學老師告誡過她們，婚後在家裡吃的第一餐，千萬別洗碗，否則就要洗一輩子的碗。她謹記在心，但擔心強度不足，於是加以發揚光大。

她說：「父親是個茶來伸手的大老爺，知道先生是家裡最受寵的么子時，我就很有意識地防範自己成爲像母親一樣『堅忍不拔』的女性。新婚時，爲賣弄甜蜜，十指不沾陽春水的我，特意爲先生下廚。但不忘老師教誨，第一餐成功讓先生洗了碗；我深知接下來幾餐，關乎習慣的養成，不容小覷。」

於是，切菜時不慎割出的小傷口，也得把手指包紮得像ＥＴ，等傷口好了，又在飯後擦了幾日的指甲油。一段時間後，洗碗就成了先生的工作。

婚姻裡的磨練，無法像軍隊中的長官與士兵，一個口令一個動作，何妨使些小手段，撒點嬌，爲情感增溫呢？每個人都需要穩定的資料，由被需要、被認可，從而獲得成就感。最好兩人都能同步學習新的、有趣的事物，不斷進步成長，方能持久。

沒有業力，親緣難成

胎之所成，緣於父精母血所構建之受精卵，而其前提乃是業緣招感，父母與未生子女潛藏交感之業力連繫。必有宿緣，關係乃成。

有夫妻緣，不一定有子女共業

某日有感而發對病人說：「孩子真的是應業力而來，沒有業力，親緣難成。」她忙不迭地點頭說：「真的是這樣。」

她卅二歲時，決定此生不要小孩的那晚，夢到對街一個小男孩怨恨地看著她，頃刻消失，隔著傾盆大雨，她也無法去找那孩子。

到卅八歲，決定還是要孩子。夫妻倆身體都不好，平日極少行房，算好排卵日，就那兩次，居然懷孕了。產後不到一年，某次兩人閒聊，爸爸開玩笑說：「怎麼這麼快就懷孕，也不讓我多爽幾次？」此時兒子抬起頭來，似笑非笑地睇了他們一眼，那表情好似了知一切，令人發毛。這狀況反覆出現幾次，周歲以後就少見了。

當然啦，別看他小，來的就是一個靈，跟你我一樣的靈，只是他換肉體再來。

我初開業不久，某法官之女，身體很差，微駝，嫁了個不錯的丈夫，被帶來調身，沒吃多久中藥（兩個月吧，僅僅科中），竟然懷孕（後來又生一胎），我非常驚訝，看是幫她看，但我根本覺得身體這麼差，要怎麼懷孕？

1 有些夫妻都沒問題，卻久無佳音。可能彼此有夫妻緣，卻無子女共業，所以生不了孩子。另行嫁娶，或許業力會顯現。

2 有的婚姻在懷孕有子嗣後，破裂或一方死亡，另一方被迫成爲單親。這僅說明，離去的一方，只是提供孩子出世的橋樑，緣分本不深。主角是這位單親，以下開展的才是主要劇情，演繹這位單親與孩子的諸多糾葛。

人生如戲，想想，戲臺下的八點檔還少嗎？開心，開心，學學濟公吧！

嫉妒使人不孕，卻不獨是女人專病

明末清初醫家傅青主，擅治婦科，以「嫉妒」泛稱所有因情緒引致的不快，以致肝氣鬱結，心脈難以疏通，腰臍氣機不利，帶脈❶阻塞，而難以受孕的病理。

蓋欲受孕，必須男女兩方招感，副交感神經運作得宜，在舒緩、安適的環境，氤氳氣氛到位，才能一舉兩精相搏，而能有子。

古代女子封閉在大家族複雜的環境裡，閨閫間不免細碎磨擦，現代家庭裡所有婆媳、翁姑、妯娌問題，在以前統統可能出現，而且較勁情況更爲慘烈。試想新嫁的年輕女子，面對陌生環境，與唯一親密的夫婿也尙在磨合階段，處處皆得戒愼恐懼，如履薄冰，處境孤單無助，心情鬱悶可知。

比起古代，現代女性幸運多了，至少還有外出工作的空間，可以稍微透透氣。但臨床治療不孕，仍不乏肝鬱所致的實例。

晚婚的小姐，偕夫婿前來看診，他倆是辦公室戀情，修成正果。夫家單傳，喪偶的公公操持家務，急切想早日抱孫，日夜碎念，搞得媳婦神經緊繃，夜難酣眠。有幾次先生因事晚到，太太趁隙大吐苦水，不僅家翁嘮叨，還有年長未嫁的大姑挑剔家事，在在造成她的壓力。

婚姻是兩個家族的延伸結合，不僅是單純的兩人世界。我勸她放輕鬆點，其實她沒什麼大毛病，這莫名的緊張，就足以讓她心情鬱悶，不易受孕了。有時當兩人的面，我會勸先生，假日有空，不妨帶太太到外面度假，兩日一夜也行；遠離壓力源，受孕機率就會增高。

事實上，**不孕的責任不能獨由女方承擔，有時男方也有問題**。《女科經綸》引王宇泰：「大抵無子之故，不獨在女，亦多在男。房勞過度，施洩過多，精清如水，或冷如冰，及思慮無窮，皆難有子。」《沈氏女科輯要》王孟英按：「子不可強求也，求子之心越切，而得子者越難。天地無心而成化，乃不期然而然之事，非可以智力爲者。」所以，心情放鬆，起居正常，加以適當調理，該來的遲早會來。

王孟英又說：「惟有病而礙於孕育之人，始可用藥以治之。凡無病之人，切勿妄藥以求子，弄巧成拙，豈徒無益而已耶？縱使有孕，而藥性皆偏，其子稟之，非夭折，即頑悖，余歷驗不爽。」這是醫者的良心之言。要受孕還是得回歸母體的心性層面，但此又與其身處環境息息相關，這一家一姓會得到什麼樣的子孫，是來報恩的，還是來索債的？並不只是母子緣分如何的單一問題，牽連因素其實極多且廣。

---

❶ 帶脈：「奇經八脈」之一，猶如束帶。主要功能是「約束諸經」，所謂腹部「游泳圈」正是中醫「帶脈」所繞之處。中下焦的諸多疾症，皆可從疏通帶脈下手。

但最重要的還是母親結胎之際，妊娠以迄於臨產，若能如法溫養，保持身心安寧，沒有太多外來瑣碎雜亂人事牽絆，加以休養得宜，生下來的寶寶，肯定性情比較平穩，不隨便哭鬧，照顧起來也就輕鬆多了。

三人行不行？

婚姻是允諾，三個人當然太擠了！關於外遇，仍是個人心志問題，心志不堅、搞不清楚自己要什麼，才會接受第三者的誘惑。

某太太同情失婚女友落寞，夫妻倆常帶她出去散心（甚至同房）。久而久之，先生就和這位女友走在一塊兒了，因爲對方太了解他（廢話，是老婆的閨密，恐怕連他的這個那個癖，都瞭如指掌）。三人行既開了頭，沒有智慧根本解不開。與其坐困愁城，不如先把注意力移開，焦點回歸自己。先行整飭，拉開距離，觀看現階段處在什麼境遇，這是你眞正想要的嗎？

珍惜這難得自在的時刻，它不見得是壞事，反可能是個轉機。現象恆在變化，如風雨晨昏，安靜下來，欣賞不同時節的風光，那暗晦與鮮亮交界處，蘊藏人生深邃的密碼，就像疼痛，它不會永遠定格在那裡呀。

另對初老的夫妻來診，我叮囑暫時戒絕行房。罹患糖尿病，開始打胰島素的先生，初診時，滿面緋紅；別以爲紅光滿面是好事，非常之時而有異色，此非佳兆。他說，很年輕時即如此；所以身體衰敗的訊息，早已伏藏。

先生看完出去，同來初診的太太接著看。或許，撳對key，她竟跟初次謀面的我，提到先生外遇的事：「很多人暗示過，我都沒當回事，年紀一把，小孩也大了，這時應把身體顧好，別給初出社會的孩子找麻煩。沒想到最近開始打胰島素的他，竟被我搜出春藥……」

我說：「這怎麼行？吃了這麼多年的降糖藥，必然陽痿；用威爾剛、春藥什麼的，是透支生命，提早消耗呀！」

「我不小心發現發票、照片，才知道原來鮮少出國的先生，近年頻頻在週末出國開會，都到澳門、香港、新加坡……這些地方，原來有鬼；在台灣就到百貨公司，吃飯、看電影、購物贈禮……一趟下來，刷卡就好幾萬元。我知道後，哭了很久，我們信中醫，無論如何身體要顧好，所以也一起來調身。」

年老入花叢——怪不得初診見他，那緋紅的面色下，隱隱游溢著一股不屬於這年齡層該有的浮蕩之氣，說不上來的不安定感。

每個生命都盡己所能，做出他當下認爲最合適的決定。一段冒險之旅，捲起漫天狂暴，角色各就各位，一場血淚交織、一時讓人無法參透的荒謬劇，就拉開序幕，堂堂上演。

最深邃的道理，隱在慢鏡頭後，淡入淡出間，帶出幽遠的全景，那眞實的底蘊，就在其間閃耀。這也是段摧心的生命歷程，所有參演的角色，必須徹底融入劇情，隨劇情發展起伏，哭哭鬧鬧，衷心所發的情感與淚水，最終都會賦予靈魂一定質量的洗滌與淨化，痛苦常是最佳的轉化助緣。

人生的每個階段、各種千奇百怪的遇合，都是心的試金石；每段歷練也都有屬於它的特殊風光，在時間滑移的軌跡中，靜定看待這一切，自然也包括身爲演員的——自己。

臨床處方箋——

臨老，切莫入花叢

1 人若有漏，總免不了碰到試探與誘惑，故人貴自知與知止，要時時檢視自己內在的幽暗，恆是先有投射，才會吸引邀約。

2 欲望有很複雜的心理機轉，就肉體而言，體氣足，人穩定，不會產生莫名的生理需求，一切清楚了然；反之，體氣不足者，自信不足，意志力薄弱，易游移，較難抗拒誘惑。

3 上述案例一的太太，亦是體氣低下，以致昏聵至極！男女之防，豈容輕率考驗？既已發生，只能面對現實。

4 臨老入花叢，乃養生大忌。歷經幾十年家庭、婚姻、工作的拚搏，還剩多少腎精腎氣可供揮霍？年老時，養精氣神都來不及了，豈容隨意耗損？第二例中，糖尿病患者，腎氣本極度匱乏，竟吃春藥貪一時歡愉，直如催命。況乎，家庭動盪、情感波動本就極度損精耗氣傷神，為長遠健康計，已婚者還是莫隨意入花叢為宜。

家是講情的地方，永遠「先作人再做事」

媽媽說，洗澡洗到一半時，突然聽到兒子大叫。趕緊洗完探看究竟，結果竟是孩子的爸爸「強迫」他吃「剛從冰箱拿出來的西瓜」！兒子不吃，他甚至恐嚇威脅，結果就在晚上十點左右，被迫吃下一整片冰冷的西瓜。

她實在氣不過，懷疑以前假日他爸爸單獨帶兒子外出時，是不是也都吃冰冷的東西？私下問孩子，他誠實回答：「只要有運動（例如：騎腳踏車），結束後就會買冰淇淋給他。」

老天爺啊！運動完，全身毛細孔張開，吃冰淇淋，不等同自開門戶向敵人招手？一直很自責懷孕時吃太多水果，還納悶孩子自出生後從未吃冰，過敏怎會這麼嚴重？原來是他爸爸一直私下餵冰！

問兒子：「何時吃最多冰淇淋？」他答國小一年級。難怪小一時，除了氣管、鼻子嚴重過敏，皮膚也爛到不行！終於找到兒子一直不發燒的原因了，因斷斷續續吃冰，以致身體自我療癒系統停擺。

瞬間，內心的憤怒排山倒海，這麼辛苦照顧孩子，不是三言兩語可道盡。好不容易往前拉一步，又被他向後扯三步！不光這事，婚姻中「所有的事」他都扮演「爲反對而反對」的角色，爲了給孩子完整的家，忍氣吞聲，得到的卻是他與婆家得寸進尺的擺爛與使壞。爲了反對她，竟不惜犧牲孩子的健康！

我說：「顯然這是你今生的主要課題，才會陷入如此進退維谷的處境。孩子只是媒介，透過他彰顯一切的錯謬，戲才有得演。但也因爲孩子，你不得不百般隱忍，在挫磨中歷練成長，仔細回想，所有的衝突、場景，事件、配角儘管不同，但核心的爭執點、激怒你的方式、你的反應模式……可能都始終如一啊！

「只待你看清這一切，遊戲才會失靈，兒子也才能倖免於難。所以，於今之計，暫緩採取激烈對抗，一方面訓練孩子敢於拒絕（也須他體氣提升到某一層次）；另一方面，你要清理自身多年積鬱，體氣上來才能看清周遭環境、自己與他人的盲點。他們之所以如此一意孤行，必然是有所不滿，無關對錯，但此結不解，此事無解。

「反求諸己，透過清理，尋求和解的契機，心裡舒坦，自然不會在事象上找碴、找平衡。幾千年來，華人媳婦哪有好當的？既走入婚姻，就要有突破的擔當，流淚無濟於事。家是講情的地方，永遠『先作人再做事』，次序若顛倒，有你苦頭受。孩子暫時還有藥撐著，不會差到哪裡去，天氣溼冷煮藥草給他泡澡。原理、方法你都懂，有啥好擔心的？」

回歸主體，女人也有自在空間

朋友傳簡訊給我，發現醫師丈夫上交友網站，還看到曖昧訊息。問是否有必要揭發他？時間已晚，我僅簡單回答：「不要，先觀察。」

翌日，她來電，我劈頭就說：「這是你的功課，讓你嘗嘗人間滋味，先生是尋常男子，他就那德行，你如何拘綁他？綁了他也等於束縛自己，有必要亦步亦趨嗎？」

她說：「可是很氣啊！」

「氣什麼？當年XX對你如何死心塌地，讓你完全不識紅塵之苦，現在這對照組，正是學習的機會。這種事司空見慣，有什麼了不起？你這樣就要掀了？他也不過是個老小子，憑他有什麼能耐，你就看著吧。別動氣，改天我們喝茶去！」

下午門診，得知某病人癌末的公公，前晚過世。婆婆前一小時才來過，看來疲憊且泫然欲涕，不過神色間少了幾分緊張，略微透出一種鬆懈感。這很正常，我很後來才知她的枕邊人正患癌病（中壢某名醫的病人），怪不得她始終睡不好，拿藥好似吃心安。

媳婦說，先生一直擔心媽媽受不了，但她覺得不會，其實反而放鬆，搞不好睡得更好。我說，正是如此。他不了解母親，也不了解女人，事實不一定像他想的那樣。

中國傳統家族結構裡，老女人得勢，前提是，她須有個出色孝順的兒子，雖然置換到現代時空，不一定如此。但對六、七十歲的這一代來說（每個世代都有其承擔與氛圍，如果晚幾個世代，或許早就離婚了，誰還伺候到他老病？）少了老公的勞役與壓抑，某種層面也是解脫！

此後是完全屬於自己的自由時光，若能透析此點，就不會像一般老太婆，躲在病裡，企圖藉此乞憐兒女關照。回歸主體，走出生命自在步調的女人，不論任何年齡，都能煥發獨特的光采。

心靈診療室——

血親，甩脫不了的功課

Q：我終於了解五歲兒子為何被診斷為疑似自閉、亞斯伯格、注意力不足過動症（ADHD）。我寫了一篇懺悔文，供養大眾。

兒子昨晚生氣吐口水，我一時氣憤打了他巴掌，後來又好幾次，我都以快狠準的方式賞他巴掌，直到意識到這無法解決問題，他有怒氣苦於不會表達，只能大叫、吐口水。

孕期沒有好好養胎，吃了很多生冷水果；兼任主管，工作壓力過大，接近預產期老公還在外勤，落紅了也不請假，讓我很恨。月子期間，每天當乳牛擠乳，要趕進度吃六餐，生活緊繃，沒好好休息。出月子好不容易掌握哺乳技巧，但他每小時喝一次，讓我無法安睡，快得憂鬱症。還好很快回去上班，小孩由娘家照顧得白白胖胖，我也樂於當個不負責任的假日媽媽。後來想念小孩，帶回給保母帶，仍沒和他建立親密關係。上幼稚園，我才準備負責，經歷了很長的磨合期，不爽老公總置身事外，想逃離這一切。之後常和老公吵架，希望他能多承擔些，老公嫌我愛計較，我怪老公不體貼。小孩身體不好，沒安全感，學我大聲咆哮發脾氣。一台有問題的機器才會吱吱叫，我對他的教養從補償的溺愛心態到洩恨的毒打都有，我不要求功課，只希望他情緒平穩，心理健康地長大。

讓他輸在起跑點，又沒給他正確的教養。我邊寫邊哭，您提過這是種釋放，雖未能接受您的治療，但您的文章已漸漸療癒我受傷的身心。

A：辛苦了，眾生。人生即如此，周邊眷屬是來磨你的心性，直到你學會為止；尤其血親，更是甩脫不了的功課。夫妻可以離異、朋友可以絕交、同事鄰居可以不相見，惟獨親緣這條無形的鎖鏈，是無法輕易放下的負荷，因為他不偏不倚反映了你的缺漏，你內在的惶惑恐懼，無所遁逃地一一現形。

你既明瞭這個關鍵，就能平心面對，惟有領受，一切的存在也就有了正面的意義。不必自我苛責，他之所以致此，不單是你的責任，命定如此安排，必蘊藏深意。人在宇宙萬有中，隨順學習，正視一切磨難，放掉多餘的情緒，集中能量做能做且該做的事，你會自在輕安得多。

至於先生，與你搭建讓孩子來到人間的通道，從某方面來說，他或許僅在你人生中扮演陪襯的角色；他能留在身邊，多少幫點忙，就該滿懷感激，不必有過多的期待。

許多單親的癥結在另一半僅能陪你一段，生命的重頭戲落在下一代血親身上。若無法參透，始終困在怨懟憤怒、悔恨悲傷的情緒牢籠裡，如何開展下一步，面對此生真正重要的生命課題？當你願意負起責任，面對難堪與困頓，就與萬有合拍，生命的禮物將源源不絕湧現，即使有時包裝得令人好生錯愕，那隱藏的大愛，卻是枯竭人生的絕佳滋養！

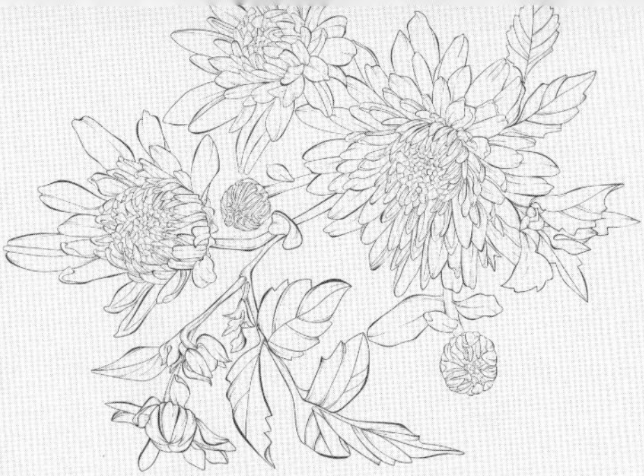

第四章

職場互動與傾軋

處在不遇之境，業力糾結的漩渦，
重力加速度只會把人往黑暗的核心拋擲，
任誰都無招架之力。
不如順勢遠離，
找到制高點，休養生息，
冷眼觀察，再徐圖謀定而後動。

職場是人生第二個道場，每個人都帶著原生家庭或新生家庭所陶冶的性情、型塑的樣貌，投入職場，磨練學習。各人表現的工作態度、如何待人接物，千頭萬狀，也在在反映其成長的軌跡。

透過工作與合作或競爭夥伴間，彼此血淋淋的肉搏，挫磨我們的心志，能恰當掌握進退分際的人，才能在人世穩當立足。多讀名人傳記，以史爲鑑，正如站在巨人的肩膀上，能快速吸收他人成敗的經驗。

生存在物質界，人需有足夠的資財，不僅自給，包括奉親或撫幼，都須倚靠工作所得。職場共事目標便是成功繁榮，運氣好的人，能結合工作與理想，得到滿足、成就感，但多數人只能用時間、體力（生命）換取酬勞。

職場能快速示現人性種種，能否進步的關鍵，仍在覺察。團隊中，看重的不僅是個人的學養經歷，溝通協調能力更是能否完善工作的關鍵。工作表現，繫乎體氣強弱；體氣足，情緒、表現穩定，能耐心溝通，做事條理、脈絡分明，也能有始有終，堅持到底。寒冰人通常是職場中難以溝通的死硬派，見異思遷的麻煩分子，行事讓人無法預測，難委以重任。

因此，職場不僅提供色身所需的物質基礎，也是心智成長銳變的重要道場。專注工作，於人世有個與人交接、奉獻心力的穩定立足點；若長期遠離職場，無適當安排，日久與社會脫節，不接地氣，難免漂浮擺盪。

職場壓抑大解放

心結與身體反應緊緊相繫，如打結的線，硬要剪斷會造成自我分裂，唯有耐心解開，才能保全完整。

患者說：「服藥後，胸痛次數及強度明顯減輕，也排出無法控制的情緒。我向來服德不服權威，對服務單位某長官一直不服氣，之前我曾溫和堅定地指出他的錯誤，但他不願承認疏失；我了解他的個性，儘量不正面衝突。某次公司活動，他讓人過來說了些事，我對其中某些作法不能認同。雖知來者無辜，但我的情緒需要抒解，只好跑到隔壁辦公室放聲尖叫，才回來繼續談，不過這也嚇壞了夥伴。

「習慣隱藏情緒，但胸痛後，我明白壓抑遲早產生病痛，所以再也不想隱忍。可是我仍生他的氣，也對群體無意識地崇拜他懷有情緒，除了靜坐，我還能做什麼呢？」

我答，無法控制的情緒，就跟屁一樣，誰說不能放屁？群體無意識的崇拜他，會令人產生窒息感。但她需要這份工作，必須在這樣的氛圍中存在。所以：

痛。

1人需要抒解，讓同事瞭解，醫師要她有事沒事就去吼一吼，這有益健康，緩解胸痛。

2若有機會，去參加內觀。逢寒暑假連假會爆滿，要提早報名。一方面大休息大整理，同時學會平常心看待許多事情，心的鍾鍊需要練習。

3每個人來自不同背景，若能設身處地從他人角度看事情，或許能看到不同的風景。多一分理解、少一分憤懣，於人於己皆有益。銳角少了，溝通就順暢得多。

透過夢境排寒，讓負能量在黑暗中曝光

病人說：「昨晚作噩夢，醒了再睡，又換一個夢，夢見身體跑出好多像蟑螂的蟲，有些大蟲，還帶利齒。我一直打一直打，後來朋友身上也跑出這些蟲，我也替她一直打一直打。很噁心，好多好多蟲吶。」

我說：「很好呀，不好的都清出來了，那些是憎恨什麼的負面能量。」

「為何我朋友身上的也跑出來？還跑到我身上？我與她感情很好。」

「可能正在或曾經共同經歷什麼事？」

「我們曾在某基金會共事，先後陣亡。」

「所以啊，當時許多不滿、憤怒的情緒漸漸出清，能量上來才能清垃圾，道理在此。」

另一位病人九歲失怙，從小因母親出外工作，她得做家事、煮飯菜、照顧弟妹，不輕易相信別人，也絕不得罪人。最近開始清理情緒，跌進低潮的漩渦，竟夢到和同事吵架，吵得非常兇，但「這位同事」和她很要好，並無過節，何況現實生活中，她根本不可能公然吵架。

我說：「你開始面對自己，不再委屈求全，但弦繃太緊易折，現階段的你，即使在夢中，還是下意識全副武裝，經過整飭，即使發洩，也要在可掌控的範圍，所以你點選了熟人，『這位同事』只是代表，或許因爲和他熟，你才敢拿他開刀。必須等體氣上來，才能更放鬆，較肆無忌憚地作自己！」

臉友分享：「念書時我一直是所謂的好孩子，面對不公不義的事情，憑藉年輕的衝動跟勇氣，從不逃避。進入社會，大概覺得作人應該要圓融，前公司的高階主管囂張跋扈，我永遠記得他把文件直接甩到我面前並臭罵一頓。當下我只深吸一口氣，說『謝謝』就離開了；一年後，我決定離職，不只因爲那位主管，而是公司氛圍讓我很不愉快，即使當時前途無量，升遷絕少不了我，可我深知自己很不開心。現在的公司，氣場就是合，我才發現，原來職場還是有正常的環境啊！應該也是機緣吧，也許先在地獄歷劫，之後處處是天堂。」

我說，若能看清壓迫者的眞面目，有必要隨他起舞嗎？如果可以在不同層面上理解人性的局限與脆弱，或許能採取更寬廣的角度面對周遭的人與事。如同只要洞悉疾病的根源，讓邪惡在黑暗中曝光，頓失隱遁，它就不太可能繼續寄生了。

另位長年咳嗽的患者說：「過去工作壓力大，有陣子懷疑自己罹患憂鬱症和恐慌症。一忙起來，心慌意亂，在辦公室裡衝來跑去，看起來好像忙得不得了，可是卻不知道在瞎忙什麼，怕達不到長官的要求，恐懼籠罩每天的生活，現在想來，這屏息的感覺，可能源自於當年埋在心底的情緒吧！吃您的藥，一定要有全然的信任，那種從心底噴出來的恐慌，實在嚇人。之前以爲只要咳嗽好了，可以好好說話、聊天，就很棒了；現在體會吸不到氣的窒息感，簡直要人命呀！這幾年卸下菁英角色，繁華落盡，反能享受現前單純的美好，日子過得很開心。」

路，要自己走出來，除此我們一無所恃。排病反應會像眞病一樣，如此眞實，但它只是疾病迴光返照的幻影，一定要熬過去，只要過關，你就成功了。或許它還會來幾次，但必定一次比一次減弱，之後你會更強壯。之前久年的咳嗽，跟壓抑的恐慌有關，該表達的情緒與不滿，被刻意壓制，只好用咳嗽發洩。

所幸你先學了「靜心」的功課，才來看醫生吃藥，心無法安靜，就看不見眞實的樣貌。自助人助，放輕鬆，讓自在的心帶領，無所畏懼，就會走上正確的路。

別讓無謂的情緒左右你的人生

有位病人總是很晚才來，每次都有一堆症狀，我的藥到底有沒有效啊？我都懷疑了。這週她又發眩暈，吃藥好些，藥吃完又暈，如坐船中。她每次都說：「工作好累好累唷！」

開完處方，問她：「你究竟做什麼工作，壓力大到如此地步？」

她說：「每天進辦公室，才剛坐下，一堆人就圍上來跟我要東西，每個人都說，快快快！都是十萬火急，我就發暈想吐。」

「原來如此，不過，工作只是工作，一件件按部就班，別把情緒賠進去。」

「可是我就忍不住緊張起來，而且每個人職階都比我高，還不能給他們臉色看……」

「既然如此，你就把那些催逼聲當做狗叫，通常不管狗怎麼叫，你也不會跟著大吼吧？因爲你跟它不相應，所以不會干擾你的情緒。重點就在你跟他們頻率對上了，所以，情緒完全被牽制，就像布袋戲偶，一舉一動只是對方的驅策。眞實的你在哪裡？讓工作只是工作，不要摻雜情緒，一件件來，你還暈個頭！瞭解嗎？」

另一位好一陣子沒見的病人說：「好奇怪，這陣子便祕。」

我說：「這是累積太多排不出去的情緒……」

她說：「有可能，工作場合裡，總有些不對盤的人……」

我說：「再這樣下去不好，是對你不好唷，積累的怨恨，會堆疊成結塊，在體內阻礙氣場流通。」

她說：「是啊，怨恨廿、卅年下來，已經成了一股怨念、怨氣了……」

我說：「所以要儘量放掉，不要讓情緒成爲負荷；反過來要感謝這些人，他們磨練你、挫你的銳氣，讓你有機會成爲不一樣的人，沒有龐大的集體力道，怎可能撼動你？這些怨念、怨氣卡得越久，越難清除，最後成爲生命的一部分，沉積在意識深處，死後還帶到下一世，人生莫名的糾葛就是這樣來的……」

看見並抓出形成阻滯的情緒，療癒才有出路

病人說，不知怎麼了，右手突然失去力量，比如從左手拿起某物，轉到右手時，竟突然失力，「趴」地就掉下去——最氣的是，有次拿的還是雞腿……而且右肩超痠的……

「最近發生了什麼事？」我問。病人還滿年輕的，雖然前陣子兼職外快被刪減，不過她正好專心工作。那麼還有什麼事呢？

她說：「白天忙著看提案資料，很累，晚上還滿好睡。」

「方向定了嗎？」

「方向大致定了，正確題目還沒確定。問過經理，他說，我沒意見……」

「喔，所以你目前處在有點懵然的無力狀態……」

「經理前兩週跟我說，另位新進同事經濟有困難，要我把兼職工作讓給她。我笑笑說，好啊，那來討論我們的提案好嗎？他又說，他沒意見……」

「咦，他不知你計畫到期，薪水減少了嗎？」

「當時他還不知。我跟了經理五年，他是那種一決定就只是告知你的人，所以，也不必多說什麼。」

「不過那當下，你心裡其實很不爽……」

「不，經理對我一直還不錯……」

「是嗎？之前是不錯，一碼歸一碼，就這件事而言，他沒事先知會你，也沒考慮你的立場，你還是覺得不舒服。**情緒是真真實實存在的一股中性能量，即使假裝沒看到，它依舊在那裡**。你得學會面對，而非刻意漠視，否則它會一直干擾你，直到你意識到它，並適當清理，才會消失。」

「當天經理一直要解釋為何做這個決定，可我根本不想聽。我向來不會打斷長輩說話，可我跟他說，我們討論提案好嗎？正好有人來，我藉機告辭，他起身送我，電梯來了，我一反過去常在梯廳聽他說個不停，跳進電梯，留下他逐漸縮窄、訝異與愧疚交雜的表情……雖然從頭到尾，近一個月我都沒哭過，但其實我很在意這件事，我把經理當成家人，很多事都考慮他的想法，也願意幫他做很多額外的事；結果如此，讓我有些失望……」

「當然，這是人之常情，你的感受我明白。不過，失之東隅，收之桑隅，經理應該會盡力，幫助你順利提案。」

「上星期他知道我計畫到期，非常驚訝地問，那你貸款怎麼辦？我看著他，一字一句地回答：『無論如何，我都會設法活下去。』他苦思半天，想幫我忙，但一時無頭緒，只答應提案儘快通過。」

「經理還是關心你的，只是資源有限……所以，這件事的另一個意義是，你得獨立承擔某些事情，無法依賴別人。人生很長，各種關係都充滿變數，如何在變化中保持重心，不隨之攲傾，這是比收入更重要的事。」

「你有什麼病？」她伸出手來，等待我把脈。

我「啪」地打下去——「哪裡痛？右手還左手？」

「奇怪左手反而較痛……」

「你回去吃了藥，立馬就好，這是身心症，**病是假的，看見了情緒，卡住的關節立即鬆動，就不會再病下去了。**」

「這個月一直在動盪中，我始終保持風度，一滴眼淚都沒掉……況且我是那種每夜睡前『三省吾身』的人，總是小心翼翼地過日子，怎麼還會出岔？」

「你太ㄍㄧㄥ了，僵錮的能量往內縮緊，必定在體內留滯成病徵，一般人習慣往外投射，於是立馬抓住『病』，全副心力拿來對付這些外顯的『症』，卻忘了往內追索真正的『因』，根結不解，一味向外馳求，病氣深結，求癒無期。」

很多人被某個關鍵點卡住後，就開始他的「病之旅」，從一個病演化成幾種病，然後一路病下去，疾病就是這樣被創造出來。最後，完全僵化（鬱結不解的心，加上一層又一層無法治本的藥害），成了不折不扣的活死人。許多好學生、好人，平常溫文儒雅，進退有節，不善表達，總能博得眾人歡心，最後卻都上了情緒病的祭壇，終極的代表就是癌症病人，內外痞塞，能量僵錮、病氣沉積，終年不見陽光之處，也正是癌細胞活躍之處。

情緒抒發如同每日排便，必須時時覺察，你得看見讓你不舒服的能量，覺察它的存在，明瞭它的出現在你成長歷程中的意義，然後給予適當定位，最終讓它自然消失。

身與心輕快靈動，才能運轉自如；積了一堆垃圾，還隨時緊抱、往內壓抑的人，那沉重會把人垂墜到無底深淵，難有出期。肉體的病，只是展現在外的「表徵」，回到核心，疏通層層重重卡住的阻滯，諸多情緒變臉幻化的疾病，才有療癒的機會。

關於性騷擾——
提防職場及療癒工作者的鹹豬手

朋友說：「X公會對很多人毛手毛腳，包括我。」

我說：「中醫界也有啊，實習時十萬火急，發動眾人把你從台中call回來，居然是問，要不要做他的女朋友！」

朋友繼續說：「聽說有次他帶一個女同事上山，人家一路哭，他才放了對方。那女生顯然也是膽小，不知怎麼辦；他簡直就準備要強暴人了。那時候，我也讓他白摸了，他臉還來貼我的臉呢，真噁心，死老頭！聽說，他喜歡一路摸女生的後背內衣的位置，座位在走道旁的女生都被摸過。好噁唷！」

這是職場，醫病關係也會唷。信賴關係中，被賦予權柄的一方，若持身不正，心懷不軌，可能陷入萬劫不復之地。病人來到醫者面前，希望得到療癒，大致上他會是敞開的，對方怎麼指示，他就怎麼做，不會也沒時間多想。如果發生逾越常軌的狀況，很可能措手不及……

同道因骨架失衡，得知某老師要到學會開課，就向學會要了電話，先找這位老師調理；學會都找他開課了，功力一定不差！那是在永和一棟老公寓五樓的頂加，供奉好多尊神明，這更令人放心，不是說「舉頭三尺有神明」？

抵達時裡頭已有一位病人，老師先幫她扎了幾針，叫她四處走動。陸續有其他病人進出，還有女生熟門熟路，帶飲料來給老師。老師坐在椅子上，病人背坐在他面前的特製矮凳上，他用手法從後面調整脊椎與肩背肘腕關節。

他讓她躺在床上處理了一下，然後，背對著他，坐在矮凳上。這時面前少說也有三、四個人，在那裡走呀走的。

正值夏天，她只穿一件寬鬆的長袖T恤，背心及內衣已遵命解下（因爲後背有些穴位要處理），老師開始對她進行處置。幾個動作後，突然發現老師的手竟從她乳房下方，左擦右摩，連續幾回合，很快地滑過。她呆住了，前面還有幾個慢速走動的人影，好個「歲月無驚」，這在幹嘛？她一時不知說什麼，事後暫且付錢走人。

回去後，她打電話給曾和這位老師從學多年（針灸及其他推拿手法）的男同學，假裝診所病人碰到類似狀況，這種處置是必要的嗎？你們這門派會這樣做嗎？她從頭到尾沒提某老師。同學斬釘截鐵地說：「不可能，沒有必要，如果一定要調敏感部位，也有防範措施。」

第二天一早，她直接打電話給這位老師，問他爲什麼這樣做？如果要做，也應隔著衣服，像運動型上衣就很貼身。他一副沒事樣，鎮定地說：「我問過你啊，你說好，我才做的：調胸椎，隔著衣服，效果不好。」

她想到他好像有問題要不要調胸椎？本就要治療，當然說好，誰知道那是什麼意思？

事後，她沒跟任何人提起，確定吃了悶虧，她是醫師耶，一去就表明了，對同道居然也能這樣，太令人意想不到了！許久以後，我才得知此事，特提筆爰爲記：雖曰老師，心思不正，術精德隳，道亦邪門。

臨床處方箋——

心有隱疾愛騷擾

職場或醫病關係間的性騷擾，從沒少見。挾權位或角色便利，施予冒犯的一方，在道貌岸然的外表下，通常藏有隱疾：

1 來自宿世或原生家庭，被忽略、從未被滿足、填飽的「愛的缺憾」，轉而以這種變態的方式，強索撫慰。

2 成長過程中，周遭男性能量缺席、弱化或暗蝕，以致無從學習或遭誤導。即使成長偉岸，心裡卻始終有片怯懦的陰影，沒有能力以常態方式尋求所要的慰藉，遑論平等光明的愛。可嘆的是，這種隱疾一般藏得極好，尤其以專業技能或權位包裝，極易令人失防。

如何因應這種狀況？

1 提升體氣，處在光亮揚升的波頻，比較不會成為這種人的「菜」。

2 勿予可趁之機，若同辦公室，多少有風評，儘量避免與之單獨相處。

3 從容應對、保留事證，取得可靠諮詢，保護自己，絕不苟且姑息。

懷才不可能不遇，逆境中如何沉潛制勝？

有些人天生具備失敗的特質，如同有些人必然成功，懷才不可能不遇，何以不遇，這正是挫敗的致命所在。不管遇人或遇事，所謂「遇」，必存在主觀的客體，這個「遇」才得以「合」——必是各取所需，如明鏡相映，才成得了局。所以重點是，想要「遇」的人，能提供什麼別人所需要的？

直言之，就是市場的供需與自我定位。這個大前提出了岔，幾乎是無藥可救，人生有幾個十年，禁得起一再浪擲？一味執著在錯誤的位置與角色，沒有眼力認清自己與環境，也聽不進智者「旁觀者清」的剖析（當然很多旁觀者也是胡言亂語，旁人未必清楚狀況，只是反映他的自我投射與價值觀，有時聽聽就好），蒙著眼瞎耗，耗盡資源與自信，然後怨嘆「懷才不遇」，其實是自作自受。

懷才不遇典出明朝馮夢龍《喻世明言》卷五：「眼見別人才學萬倍不如他的，一個個出身顯通，享用爵祿，偏則自家懷才不遇。」這個窮酸書生，有沒有想過，要嘛你才德的確過人，名聞遐邇；要嘛至少EQ、家世、交遊要達某種水平，否則安於坐館，教出一些好學生，倒是正經，何必自怨自艾？

處在不遇之境，業力糾結的漩渦，重力加速度只會把人往黑暗的核心拋擲，任誰都無招架之力。不如順勢遠離，找到制高點，休養生息，冷眼觀察，再徐圖謀定而後動。

一、先不急著「做什麼」

身處逆境，唯一的脫困之道，只有接受現實，反求諸己。不是不計得失、厚植實力；就是認清處境、勤奮深耕。說來說去，首先還是認命，抱怨無濟於事；也毋須像無頭蒼蠅，片刻不停地抗命或忙著找出路。安靜下來，傾聽內在的聲音，看看周遭環境，想想還未成功（不代表失敗）的深層原因，先不急著「做什麼」。

沒有深化過的「做什麼」，只是盲動躁進，是空虛心靈的塡充物，絕不可能導向正確的航道。若眞已到了谷底，也就不會壞到哪去了；若還在墜落，更須懸崖勒馬，才能保住最後一線生機。所以，冷靜觀察，才能清楚置身何處，沒抓準定位，豈能踏出正確的下一步？所謂「兵敗如山倒」，**處在逆境或病苦，勿輕易做重大決策**，此際心性擺盪，能量低落，混沌時不易出現洞見，失敗經常接二連三，其理在此。

二、要有自知之明，搞清自己的才性

人貴自知，先掂斤兩，搞清自己是哪塊料，擺錯舞台，一生就報廢了。是專業人才，就別往行政或業務的路走，學門手藝也好，不怕趙孟來貴賤，只要無虧於道即可。**「才性」是非常重要的考慮點，要由自己定性**。條件與環境因素不同，個別特質無法套用，不需要拿別人打自己。不作違逆己心的事，毋須隨他人起舞，每個人都有他該著力的落點。

在逆境中首先認清自己，不受人干擾，需要非比尋常的毅力與自信，而這一切源於自知之明；不論穿西裝還是穿草鞋，總之要對味，才能興味淋漓，魚水相容。

其次，必須花時間找出失敗的原因，看看別人、想想自己，抓出共性。至於失敗的原因，有人敗在個性、有人敗在管理與專業能力不足、有人敗在人事，更多的是敗在心性與時機不成熟。然而這些歷練皆須在時光淘洗中學得，早慧者或許得力自幼薰習，或者身邊有高人（也要聽得懂、願意聽），一般人都須見過世面，吃過苦頭，才會長大。所以沒能成事，只表示你還沒「畢業」，補修重修學分太多，如是而已。

三、修行，才能終止失敗

厚植內在力量，才能擁有再出發的本錢，東山再起不在資金或資材多寡，而在是否徹底「換心」，改掉錯誤的積習。積習不改，即使換行改業，機會不會敲第二次門，業性只會讓人墜落更深的無底深淵，終至萬劫不復。坦白說，**始終失敗的人，老天給他的警語就是：你該修行了，只有這條路，才能終止失敗！**

最後，常保感謝之心。感謝周遭環境及眷屬給予的一切，不論是橫暴的對待（逆增上緣，增長歷練與耐受力），還是溫柔的慈光，都是俾益靈命的滋養。純粹的感謝是一把通向和解與成功的鑰匙。同時不忘時時送出誠心的祝福，正如鏡面反射以及虹吸原理，善意必定引來善意。

如果能通徹領悟以上重點，按捺浮誇，努力深耕，奠定根柢，遲早會從谷底翻升，而歷經寒霜折騰，得來不易的成功芬芳，更因禁得起考驗，而歷久彌新。

心靈診療室——

無端投射自身心像，不必隨之起舞

Q：「有人向外投射心像，看到的卻是可惡至極、該死的自己」，醫生文章中的這句話一棒打中我！我終於明白別人為什麼不相信我的關心、我的善意、我的體諒，原來是因為他沒有這些，所以不相信別人有！

噢，我好傻，還一直希望有機會解釋，希望他們不要誤會我，如果是這樣，怎麼解釋都徒勞啊！謝謝醫生，突然覺得心頭鬆掉許多……

A：不用解釋，跟大便說話？不如睡覺補眠。

Q：哈哈，是大便沒錯，自己臭不夠，還想熏得別人一身腥。我受不了被壞人說成壞人，不切實際地幻想可以教訓他們……現在想來都不必了。

A：那是他的事，跟你無關，永遠要有這樣的認知與氣魄，才能立足於天地。馬路上到處是狗屎，清不完的。

第五章

個人價值與生命重整

我們僅能爲自己負責，
身後的風景，
再美再好、再坎坷再不堪，
都已消逝；
感謝過往的歲月，
挫磨是最好的沃肥，
它帶來教訓與砥礪，
型塑更成熟美好的未來。

人生即如此，走得順順當當時，驀地衝出一隻野狗，程咬金就這樣打亂了一盤棋，藝人Selina遭火吻是最典型的例子。在極興會繁華處，隱藏著敗壞的觸機；光明亮麗的另一面，是黑暗晦滯。盛衰起伏，乃生命循環往復的常態呀！

慣處高峰者，常望著更高處，忘了潛伏的危機，以爲歲月靜好。等無常猝不及防地現身，在倉皇中，失卻慣常的優雅。殊不知這些絲毫不討喜的不速之客，是來自心靈底層無意識的邀約。不論成長、考驗或演練，總之是對治懶怠習性的藥，讓我們從蜜甜蝕骨的放逸中抽離，正眼面對最殘酷的眞相。

儘管苦澀微辛，卻是事後會回甘的眞滋味啊！人生支離破碎的命運，正如長相，各如其面。接受並安住，儘量保持心的寧靜，是唯一能做的救贖，不論親歷或他人正遭逢的情境。

如果周遭有些「牛鬼蛇神」，而你願意努力，反省、體諒，給自己也給別人空間，心平氣和地面對，那麼恭喜你，成道的資糧只會越來越俱足。

最剛強、最橫暴的底層，往往暗藏扭曲的伏流；無以言宣的愧疚、無顏見江東父老的悲哀、無所措手足的自卑與自艾，全遁隱在虛張的聲勢裡，別被駭人的表象嚇著了——那是個可憐的靈魂，完全被虛妄的自我綑綁，遮蔽了自由的出路……

只有真誠面對、諒宥，才能逐漸超拔，這不是件容易的事，補綴靈魂的碎片，不正是我們努力的事？有伴同行，至少不寂寞啊！

酗溺成癮，源於體氣不足

酗酒、酗菸、酗賭、酗情色、酗白日夢……與酗工作、酗名牌，雖然表象示現人世價值觀的差異，本質其實一致，各種酗溺皆根源於體氣不足，是一種不敢、不願面對的逃避心態，沒有眞眞實實活在當下，所以遁隱入某個「癖或癮頭」，以下試舉幾例說明。

金錢癮

金錢是有形且可流動的資財，用以換物或換務的籌碼。物質是人類賴以存活的基礎，生命須靠物質、能量滋養。因爲資源如此重要，人人渴望豐盛，從來沒人嫌錢多，這是個塡不滿的欲望之坑。

錢財也代表我們的氣場與能量，能量多大，所能觸及的空間就有多大。所以這個世界，從沒少過各種形色不一、引人入彀的「金錢遊戲」。

金錢遊戲的運作，從來都是能量低者流向能量高者。這就是高階銷售人員，都需要上身心靈課程的祕密，因爲能量水平提高，可以吸引更多人，帶來更多錢財。就像醫生看到病人，病人等於錢。

能量高者創造各種遊戲規則，成爲主導者；心智較弱的追隨者就忙不迭地跟著徵逐，耽溺其中，以各種賺錢、豐盛的花招爲誘餌，讓他們不斷掏出錢來。還沒賺到錢，倒先花不少錢。賺錢的話術，就像懸在驢子面前的紅蘿蔔，催誘你飛蛾撲火。再如時下各種賺「能量財者」（心靈導師、身心靈工作者、能量解讀者……）也蠱惑能量水平較低的心靈匱乏者，源源不絕地掏出金錢進貢或購買產品，希冀淨化業力，促進豐盛繁榮等。

病人說，七十幾歲的父親投資失敗，希望妻女資助。媽媽不理，父親已兩年多沒跟家裡拿錢，她實在於心不忍……

好個「於心不忍」，妳們要陪葬嗎？對金錢、對物質存有虛幻夢想，也是種「癮」，同賭癮、毒癮、菸癮、酒癮，那黑暗的下降螺旋，會把周邊的人往深淵垂墜。那是個無底洞，在沒輸光、賠光、沒學會眞正負起責任前，不會徹底醒悟。所以，此時得保留實力，千萬別跟著他的妄念起舞，否則只會換來一場空。他七十多歲了，名下無財產，日後只須辦理「拋棄繼承」（死亡兩個月內辦理）。再說，母親要養老，浪蕩子父親也會病，這筆支出又從何而來？

很多小孩胡搞瞎搞，惹得父母傷神，一樣如法處置。最好讓他遠離熟悉的環境、遠離家庭的依賴，到外地「勞改」，晒太陽、流汗、勞作，親近大自然是最好的治療；尤其若已滿廿五歲（東方社會父母羽翼期長，西方社會常提早到十八歲），那是他的責任，父母顧好老本要緊。

每個人都在各自的業海裡飄零，人與人的「圓滿」，不光從表象衡量。所以，該怎麼辦就怎麼辦，毋須顧慮太多，你願意無怨地承擔到什麼分際，設下停損點，逾此恕不支應。若無這份清明與決斷，就只能一起沉淪，這正是煩惱業海的源頭啊！

性成癮

病人說：「男友老腰痠背痛，撐不了多久，是快槍俠一號……」

我答：「喔，這檔事其實有很複雜的心理機轉……」

她問：「會不會因爲不行，所以特別難以滿足？」

我答：「是有可能。有人會無意識卡在某個點，像長嘴深入細頸玻璃瓶的鳥，陷溺其中，直到精力耗盡……」

病人常把最深層的困惑，向我坦承，我必須在極短的時間內，切入核心，並給予清楚明白的剖析與方向。她爲男友還與其他女生藕斷絲連不悅，我說，這是許多年輕男生的通病，的確是因爲他還沒滿足，或者說從來沒被滿足過！就像賈瑞欲火焚身、不可自制，卑微的他，偏偏愛上刁蠻的王熙鳳。賈瑞被鳳姐誆騙，以致寒夜受凍，回去後又被爺爺打板子，幾天起不了床。此時必定體氣低弱，一息尚存，更加酗溺，無法自拔，最後精盡而亡。

從未滿足，或許不只是這輩子的問題。曾深度滿足且陽氣暢旺者，他的注意力不會停滯在此。殊不知**「精滿不思淫」**，如電瓶充飽，精氣神俱全。寒氣少的人，毋須向外抓取，反而少有欲望，淫欲心不見了，就能穩定專注於當下。

你們是彼此的鏡子，你也曾抱怨他愛吃醋。兩性關係是你們現階段重要的學習介面之一，透過對方覺察自己，在較高的層面觀照一切，才有機會成爲完整的人。需索、挑剔或期待，永遠不可能把你們帶離那個不滿足的泥淖！

囤積症

心靈的窟窿難以物質填補

患者說，幾年前住院開刀休養一陣子後，家裡淹水，又兼行政職，忙得沒心思打理房子；只有搬家伊始，妹妹幫忙整頓了一下。每天進出生活的地方，日出日落，完全沒力氣看它一眼；總是買一堆不知何時才用得到的東西，雜物堆得滿坑滿谷。

她說：「說來不怕你笑，就這樣過了這些年，也不敢讓人進門；萬一哪裡有問題要修理，只好臨時抱佛腳，趕緊清出落腳處。你知道嗎？我是老大，父母只要求我書讀好就行，生活方面根本是大白癡，連衣服換季要先收拾打理，都不知道……」

講到這裡，我插嘴：「對欸，我剛搬出來時，根本不知馬桶要刷、鍋子外層也要洗，都是朋友教的。」

她接著說：「對，我妹這方面就強多了，父母對她要求不同。妹妹常說，許多用不到的書啦、衣服啦，爲何抱著不放？還窮買個不停？我當時覺得需要啊，對這團混亂也習慣了，甚至心想我大概只能住這種地方……直到最近，發現我帶的小朋友，大約半數也是『一團混亂』，桌面上下就是無法像別班那樣整潔。混亂眞是我的罩門，我突然警醒，眞切看到這個處境。我必須振作，不然小朋友在混亂的環境，無法得到最佳的學習效果。這幾天找妹妹來幫忙整理，那些放了很久的書啦、衣服啦，我竟面不改色地說，回收吧，送給別人。」這種斷捨離的魄力，讓她很訝異。

原本肚子冰，手腳發麻，處在無知覺狀態，不想被當「棋子」，卻也沒勇氣離開，因爲害怕改變，只能無奈窩在原地。吃了一年八個月的藥，現在覺得到哪裡都行，那害怕，隨著肚子回暖，全消融了。

兼行政工作時，常被虛妄的使命感推著，人事傾軋令她頭痛，現在終於看清那些莫虛有的榮光，都只是脆弱空乏的自己，不得不往外抓取，確保自身存在的幌子。當她隨著排寒的步調蹣跚前進時，滿身兜頭的汗水，不論冬夏淋漓了一年多，終於在最近劃下休止符，再也不用隨身帶吹風機，或許是這份乾爽讓她清醒過來吧。

體氣不足時，人只能龜縮在某處，不敢越界，不敢得罪人，當然也不敢作自己，情緒凍結，根本就忘了「感知」。

去年其實已調得滿好，誰知她非出國不可，兜一大圈，血壓飆到三百，冷到頭痛不已，才死心塌地承認還是在抓取——物質能量不夠，會亂吃、想吃甜食零食；還會囤積，堆得一屋子有形有價的「垃圾」。心靈力量低落，就想找個「大的」依附，上師名師各種由頭，都只是名目不同的包裝，藉以遁藏的避難所。

人眞正需要塡補的是心裡的大窟窿，因爲匱乏之感，讓人無法面對眞實的自己，總是找忙裝忙，躲在各種活動的花頭裡，耗盡最後一滴力氣，讓生活與生命各層面，抹上一份朦朧。現在體氣上來，大夢初醒，下定決心去內觀。非常好，力量終於長出來，拿回人生的主導權了。

人老，戒之在得

朋友爲了接中風的父親回家，回娘家大掃除。所謂大掃除就是丟東西，母親臥室堆滿各種物件，擁擠到只容一人通過，多年來父親一直睡客廳。

中風後送到養護中心，每回面見他都哭，所以下定決心把臥房騰空。母親當然不願意，還找里長報警，里長了解狀況後，回家拿商店用垃圾袋給她們。這一鬧，姐妹也對母親好說歹說，總算讓她們動手。

成包未開封的簇新衣物、皮包、鞋子、鍋子及其他日用品，朋友說，直接丟了，連看都不看。她說，之前看家裡用破鍋，還心疼買了新鍋回家，沒想一天就搜出七、八個全新的好鍋。

這心情我挺能理解，父親走後大清理，才發現以前給他們的東西，很多都原封不動，不用或不適合可以說一聲，我好處理，怎麼像投入大海，悄無聲息，就被吞沒了。當然，年老體衰記性差，東西放哪根本忘了，也是有的。所以年輕時，就應養成良好的收納整理習慣。人老戒之在得，所用不多，能與後生小輩結緣，千萬別手軟。放在身邊，用不到就成了不流通的垃圾，最後還不是成糞土。

游牧民族最大的好處就是無法也毋須庋藏。人之所用其實不多，可惜進入定居模式，停滯之水生腐，容易收藏多餘物品，久則氾濫成災。

貪愛是人之本性，在合理範圍，則屬雅好。若如前述朋友的母親，則是病態，以購買滿足心理的空虛，反應出填不滿的不安全感，除非自覺，旁人若無法切入核心，通常無解。這種問題不是謾罵就能制止，必須找出癥結，對症下藥，可惜同一共業群體，糾結纏縛，絕大多數無力處理。

每一代人都有他們該面對的課題，也許在不同的時空，自會圓滿。我們僅能帶著祝福，藉資自惕。

戀物癖

朋友雅愛古文物，多年來花不下百萬買了不少窗花、家具等，搬家無處安置，一時無法出脫，就都送給朋友。「至少我還看得到」，她安慰自己。

婦產科醫師朋友也曾被當凱子，擺了滿屋的文物，近兩千萬。我掠眼過去，發現一些贋品、後仿品，我說，好吧，錢花在這裡，總比被騙舒坦。就算那十年交桃花運，只是不花在其他女人身上，太太也沒話可說。

癖性多半與前生經歷有關，那些滲入骨髓的熟悉感，雖隔世仍彷若如昨。因著這分熟稔，引動深層意識的驅力，愛憎由此而來。我何曾不是？不留神做了業習的奴役，還自以爲風雅。骨董、字畫、陶瓷、玉器，再美再風韻天成，終屬外物，連此身都非我有，這些狎玩，他日必將散佚。國中時曾迷集郵，某次發現珍藏被弟妹搞得一團亂，甚且散失，從此斷了蒐集之念。惟獨對古文物，純粹是精神上的共振，出於美之耽溺，零散布置，竟也張羅不少。現在反而嚮往「家徒四壁」的清爽，外在牽絆少了，內在空間也就開闊了。

凡俗的美，美在匠心、氣韻，美在情景交融、天地交感，然皆有局限，亦不離成住壞空，終將隳滅。

嗜欲，關乎禍福。毓鋆老師曾說：「有人有福，平靜過一輩子；一般人則一生坎坷，不好時就如從高峰掉到谷底，常使無術養的人走上偏路。如嗜好少，苦的環境還可以勉強應付。平常修養有術，儘量不製造麻煩，因爲養了欲，再想去掉很難，正是『嗜欲深者，天機淺』。」

能否「拒絕」與「面對」，繫乎體氣強弱

人與人之間，無時無刻不是意志力與能量場的「交流與較勁」，若一不留神，或者生病、神傷（包括身體傷損）、疲累時，對方的意志力凌駕於你，無形的韁鎖指揮著你，許多悲劇、錯誤的判斷由是鑄成。

比如求助與提供幫助，不外借錢、借物、借時間、借人脈，無不涉及能量交換，而且都是意圖（能量）強者掌握局面。

其間，有些盲點需要思考，首先，求助者是否夾雜恐懼、驚慌、貪婪等不明的情緒，以致亂了分寸。這種情況下，有必要隨之起舞嗎？

其次，幫助有三個基本原則，一、救急不救窮；二、給釣竿不給魚；三、度己之所能而爲之。生活中許多場景都是鍛鍊的機會，把握每個鍊心的當下，抓穩主導點，久而久之，生命越見開展，力量源源而生。

勇於說「不」，拒絕人情裏脅

跟父親聊到親友借貸一事，他說，感情好不借不好意思，一向秉持「寧人負我、我絕不負人」，我眞服了他。若我，絕不負人；但你若心懷不軌，也休想撈我一丁點好處。洞悉人情的猶太人說：「借錢，是掏錢給自己買了個敵人。」

拒絕，有那麼困難嗎？不過比氣場、意圖，誰強大誰贏。所以很多銷售、直銷人員，都要上各種心戰心訓課程。可若沒同理心，光站在自利角度，只學會心術話術，遲早被人識破。

再說人情，人在人情在，時空一轉，啥都變味了。人當然會變——本質不會，但時移勢易，拿我來說吧，現在關注排寒理論，哪有空跟你回味什麼往事，如果沒有新交集，交情或許還在，感情肯定淡了。惟勘破「情」之本質，那些狎膩、甜言蜜語，也就沒啥好記掛，早日棄之遠之爲安。還是君子之交，淡逸悠遠，來得令人縈心。越沒自信、內心空乏者，越需要別人溫言慰藉，生活的方方面面，都予人可趁之機，若不把穩自己，借錢事小，連作保這種命都可能押進去的事，也常有耳聞。

情熾交融時，請保持清醒的腦袋，天下沒有白吃的午餐，尤其是天外飛來的好友、久已失聯的老同學、老同事，不定伏藏什麼大陷阱，等著你跳進去。只有一句話：**該說「不」時，請毫不遲疑地拒絕！啥情面，那都是一撕就破的東西，早點撕吧，以免日後可憐的是你！**

以下再舉兩個臉友的例子。這兩例正好都是保險業務員，其實可替換各種角色，我有些患者也從事此業，可他們體氣足，都是正當行事。

其一：

有次，交情很不錯的保險業務小姐建議我解除一筆獲利很高的投資型保單。基於對她專業的信任，不疑有他，解除後發現獲利根本不多。她來辦手續時，完全不提獲利；只急著問我要不要買其他產品？

我心中起疑，這人完全變了！當場回她，我要買車，錢要留下。她頭也不回地走了，往日姐妹淘情誼不知何去。一個月後，竟上報紙頭條，原來她捲了幾千萬潛逃中國。前同事被騙者眾，有人被騙金額高達數百萬……

其二：

「好朋友」帶來兩顆水蜜桃，介紹保險後叫我簽名，那時我很拮据，不是不想買，是沒錢買，於是拒絕簽名。

她把筆一丟說，講到口乾都不簽，算什麼好朋友？甩門走了，連桃子也帶走……太令人傷感。當然，從此沒聯絡，我也拒絕再讓她知道我搬哪兒去了。

有面對，才有力量

沒有完成的「行動週期」，例如：沒做完的事、沒說完整的話、沒處理乾淨的程序，都會造成有形無形的負荷，慢慢磨蝕人的精力（包括意志力、自信、自尊……），從而削減行動力。

多年前，我碰過一件無厘頭的事。我搭計程車，告知地點，司機反問：「你在那裡上班嗎？」我不想理他，直接回答：「我不想說話。」司機應該很不爽。到達之後，一般都靠右停，他卻靠左停，我沒多想，還是從右側開門下車。就在此時，一部卡車開過來，擦了一下，卡車門「哐」一聲，似乎有什麼掉下來。卡車司機下車查看，沒找麻煩就走了，我也就下車進門。

當時是去上太極導引，我在進門不遠的教室待著。警衛進來說計程車司機在糾纏，我不理他；後來他找來警察，說要板金一千五百元。

這事若要較眞，是他違規左靠在先，不然起碼也賠一半，不能全要我賠。當時的我非常不屑處理這種瑣事，另一方面也快上課了，所以連爭辯都沒，就掏錢給了。公司有法務，我大可處理得更周延些，問題出在：我完全不面對。

錢是一回事，重點是不面對，這是一個忒大的壓抑，我被壓得超不爽！

不面對的惡習，還會在其他地方顯現，必得等學會功課，領受教訓，這些有的沒的烏七八糟事，才會終止。**所有遭逢，都是磨礪淬鍊，沒有面對，就沒有空間，更沒有成長——不要輕賤生活裡的任何小事。**

把握每個鍊心的機會，抓穩主導點

某次參加內觀禪修，最末一日我原想搭高鐵直接回板橋，預計十點多到家，休息一下再上診。但那梯次正好碰到朋友，她熱情邀約搭她便車，另外還有位她新認識的朋友同行。

一路上她們都在聊天，中途在超商休息。快到桃園時，說到我下午還要看診，這位下午休假的公務員說：「唷，那不是我的生活！」

朋友說：「這不是金三順說的嗎？」

我沒看韓劇，也懶得搭話，不過心裡OS：「應該搭高鐵……」

回到台北已經中午十二點了，我還得先回板橋，再到台北診所。

所以，無論如何要抓穩主導點。不必跟不同波頻的人共處，還被酸風涼話，這跟「何不食肉糜」異曲同工。

病人告訴我，有人介紹他們某整脊師，說多厲害多威猛。她趴著，師傅用力捶她脊椎，痛到死去活來，眼淚都迸出來，還乖乖躺著被整，直到結束。

我說：「除非急症、新傷，否則必先處理軟組織（肌肉、筋膜等），如此暴烈的手法，非常危險。」

她說：「沒錯，處置先生時，聽到『啵』一聲，先生右脅劇痛。師傅自言，糟糕，肋膜移位了。」

他們驚問，怎麼辦？他竟說：「沒什麼，再花兩百元，買張藥膏貼貼，兩天就好了。」

我說：「你們爲什麼不快跑啊？」

她說：「不但沒跑，還乖乖付錢，包括兩百元藥膏。」後來先生痛了五天，到骨科檢查，說得休息兩週。當晚她立刻繳交作業：

一、晚餐點小籠包，有兩個破了，她溫和而堅定地要求替換。最後，老闆很不情願地換給她兩個白胖圓潤的小籠包。

二、買花時，一把一百元。因之前還有一百元存帳，所以不必再掏錢。老闆娘不死心地說：「那你多買一百。」

她說：「這樣夠了。」

老闆娘再廝纏：「不然多買五十吧。」

她依舊堅定而溫和地說：「不用，剛剛好。」

這樣的鍛鍊得在日常生活中反覆操作，直到深化爲本能反應爲止。

抛開世俗枷鎖，為自己活一回

候診區長條桌角落，我邊吃飯，邊聽她低聲絮絮說起最近的狀況。她說：「這陣子，好的時候很好，根本像沒病；糟的時候卻幾近窒息，甚至直接昏倒。」我說：「你若有起伏，肯定是情緒惹的禍……」

她說：「很久沒回家看母親與妹妹，一回去，她們見我還好，沒想像中糟糕，就開始罵我、修理我。我家重男輕女，即使到現在，父母都是我照顧，卻不得歡心。小弟花光家產，對他們不聞不問，離了婚卻還是母親的心頭寶。我從小努力想博得父母的重視與肯定，在娘家與夫家作牛作馬，搞得筋疲力竭，卻總瞧不上我一眼……」

我說：「因為得不到的更想要，所以你委曲求全，直到撐不住，生了大病。重男輕女很常見，我家不也如此，我常說，我是那隻不該肥的狗，可卻如此大隻，機敏善吠，盡忠職守。算了吧，你怎麼做都討不到歡心、討不到愛，弟弟胡搞瞎搞，還是媽寶，我直接告訴你，那是他們的宿業，她看他順眼，家產就是要讓他敗光。」

她說：「可我氣啊……我想離婚，她們罵我是壞女人，讓他們丟臉，說姐夫很好，又沒犯錯，可日子是我在過，在夫家近廿年，恪盡本分，拚命工作。總是苛待我的婆婆，臨終良心發現，終於說『你是個好媳婦』，這能彌補什麼呢？當年一味隱忍，全看在孩子還小的份上。

「弟弟要離婚，他們立馬贊成，直罵弟媳。某天夜裡我夢見：我看到親戚抱著小孩，很高興地上前逗弄，站在一旁的妹妹一臉寒霜，完全不搭理我，咫尺天涯。我們打小一起吵鬧著長大，以前多親啊！醒來胸口一陣痙攣，幾乎無法呼吸……這些日子，有時天堂，有時地獄，疲累時洗個澡就像要斷氣似的，想到家人就心痛心悸；還有排寒症狀，例如頭暴痛三小時。」

我說：「這些人內心投射自己的幻影，套在你身上，你們雖有親情羈絆，可並不真的愛你，**他們愛的是想像中的你**，**一旦你不符期待，立即唾棄，想盡辦法要你回歸他們的標準**，這是一般人的『愛』，世俗的『愛』要符合某些規格，才有被愛的資格。生命展現的實相，殘酷卻真實。你最好早點拋開對親情的幻夢，能給就給，要心甘情願、滿心歡喜地付出，不要有任何期待。你必得強壯起來，生命才有堅實的支撐。

「別人怎麼看你、怎麼說你，一點都不重要，重點是你如何定位自己？時光有限，與其陷在親情愚癡的窠臼，不如走出一條清明大道，想做什麼就去做吧，你一向爲別人活，如今該盡的責任都了了，就放膽作自己吧！」

預留探索與犯錯的空間——釋好學生病與好人病

前台大校長李嗣涔在新生訓練上提出四不：「考試不作弊、作業不抄襲、單車不亂停、不要蹺課」，汗顏的是，這四不我幾乎都犯過。**因爲越過軌，看過不一樣的風景，再回來時，可以安心處在這個時空，不會心盪神馳地胡思亂想**。我當然知道什麼是「利己利人」，但就想亂逛一下……

學生時代，生命的樣貌還未具體成形，理當擁有探索與犯錯的權利，前提是必須清楚自己在做什麼，且有能力承擔後果。玩樂、蹺課，若非常態，沒危及基本學習，就隨他去吧！生命是他的、時間是他的，必須尊重他的個人意志，大學以上的學生，沒學會自我負責，出了社會，一樣無法承擔責任。

其次，生命的存活與擴展，有其殘忍的一面，優勝劣敗，適者生存，是永遠不變的鐵則。但是，人不可能恆常處警戒狀態，必須有鬆懈的時候，正如繃緊的弦易斷，其理

在此。

不同生命階段，自有紛陳的抒壓方式，若沒有讓人放鬆的空間或沒學會「開小差」，偶爾從固定的角色抽離，久而久之，緊張的線條必鐫刻在肉體上，成爲沉重的印記。

我曾對印堂間懸針紋深鎖的病人說：「你的問題在於你太好了，但總還有些氣，憋在心裡不說（脈弦長略硬）；還有求好心切，一切都要按部就班，按預定的軌跡走，不達目的誓不休。這**ㄍㄧㄥ**出來的『強硬』，是很耗能量的……你在意別人的評價，總一板一眼，循規蹈矩，是體制內的模範生，可這個『好』耗費極大代價，那繃緊到極致的飽滿，隱藏危險的先兆，隨時可能一戳即破。」

有些人的「病」，就在他的規矩，所有的壓力都往內壓縮，極度求好的慣性，讓他不自覺處在緊繃狀態，這是好學生、好人病。早已過了青少年狂飆期的病人，此生已無機會「使壞」，無法領略「越軌」的釋放感。

我開玩笑地說：「完了，你完全沒機會了……」

四十歲以後的人生，幾乎註定沒有本錢再浪擲生命了。他的人生因此少了些深刻的烙印，雖有些波折不免迂迴彳亍，但那是歲月走過的痕跡。沒有完全焚燃的生命，總有遺憾，有些人會把那個遺憾，凝結成某個僵錮的姿態，往前傾、微微內縮的雙肩，是無言的控訴。

過度僵化、規定細瑣的體制，只能培育出穩定的中間分子。有些長手長腳、不符格局的人，不是縮頭畏尾地自我壓抑，以免扞格不入；要不就是徹底放棄，與體制疏離。教育，即使不能量身訂製、因材施教，起碼也該保有一些寬鬆的機制，以求肆應最大多數人的需求；同時保有從容與餘裕，也預留了創造的自由空間。

寬容的智慧，不僅教育工作者必須配備，生活上，任何團體能否運作順暢，也要看能否給成員適度的喘息空間。身邊只要有個類似慈禧太后角色的人，不管是父母、主管或配偶，那股如冥王星無形穿透、無所不在的壓制力量，肯定讓人隨時想逃。無法溜走的，要不辛苦地撐著，但壓力肯定轉嫁肉體；要不就發展成分裂型人格，對壓抑做出補償與平衡。

世上沒有十全十美的人，正如人體，總有些小毛病來減壓排毒，比如痔瘡，不是割了就了事，那是體內瘀塞熱毒或寒溼毒鬱所致，沒有清理內在，只求表象平衡，總有一天要崩盤；它不僅是排毒的出口，也是警醒的標誌。

所以，平和地看待某些人的「小小越軌」（甚至稍大的，只要不涉他人權益與公安）——那是生物求生的自我保護機制，就像癌細胞也是在缺氧的環境，才猖厥肆虐呀！只有了解與寬容，才能帶來眞正的安全感。愛與信任的基礎，最早來自母親與家庭的保護，青少年時期就需要學校多擔待些。寬容不僅施於他人，也要對自己適度解縛。

國中第一次段考，不小心考了九九．九七全校第一高分的高材生說，從那天以後，他就背負著「只許成功、不許失敗」的壓力，「第一名」成了驅策他前進的動力，卻也是生命中不可承受之「重」。提到他那身高一八五公分，書念得不怎麼樣，卻帥氣活潑的哥哥，只有一七〇的他不免怨嘆，似乎丟失了生命中某些重要的東西。

是啊，正值成長發育，需要睡覺、運動的時候，他都拿來熬夜K書，怎麼長得高呢？來看中醫以前，他都有睡眠不馨的毛病。這是典型的好學生、好人病，求全、求備的習性，讓他只能望著窗外的藍天興嘆，他的人生在循規蹈矩的常軌中，少了鮮活生動的色彩。

許許多多的「慢性病」，甚至癌症，正是經年累月地積壓，慢慢聚成了形質。所以，不一定非得從體制內的觀點，來規範與衡量人的某些行爲——綁太緊，缺氧，組織不僅會壞死，連創意的生機，都可能一併拔除……

生命恆常自在，毋須擔憂任何人

年輕媽媽帶著約莫七、八歲的孩子來診，一落座就聽到鼻塞聲。我問：「有沒有吃水果、生冷？」

媽媽說：「孩子跟著爸爸爺爺奶奶住，他們還吃水果與牛奶……」

我一聽，有點冷下來。若生活起居不能配合、習性不跟著改，療效必然打折。孩子說：「我每天吃蘋果、芭樂、葡萄、水梨……」媽媽挺有耐性地叮嚀孩子，說可以去溝通，小孩也願意吃藥，我姑且開了方，其他看著辦吧。

輪到母親，她說：「我總是疲倦，之前鬧離婚時常常失眠，現在稍好；早上醒來，卻覺得快要虛脫。有時頭暈心悸，眼澀、口乾舌燥、四肢異常冰冷，還有婦科問題。」

我說：「婦科疾症通常與兩性問題有關，既走到這地步，負荷與情緒要試著慢慢消融與轉化……」

她說：「我上過很多心靈課程，但肉身疲憊，需要調整。」

我點點頭，望著眼前這位身形頎長、樣貌秀麗的年輕媽媽說：「的確如此，色身還是需要物質來支撐。」

她說：「因爲體力不足，雖擁有專業，但較精密細緻的操作有時做得很累，也不知現在這位置，是不是最適合自己？」

我邊開藥，她邊問：「我的問題出在哪裡？」

我說：「心臟無力。」

一邊請小姐來拿處方配藥，一邊坐正，直視著她：「你失去生命最核心的動力，只是漂浮著，虛脫感由此而來。其實此刻你處在最自由的狀態，可以成爲任何你想成爲的個體，由你決定，不受牽制。至於孩子，從出生脫離母體後，他就是獨立個體，有自己的路，落在什麼田地、承受什麼滋養，是他的選擇、他的功課、他的命運！你毋須牽掛，現實條件如此，只須盡力，做當下該做、能做的事，毋須引咎，這些不必要的自責，都會消耗有限的能量。」

生命不斷往前，偶然與某些人邂逅，偕行一程，又因某些原因，比如他想停留，而我們總想往前進步，或者他有其他目標……最後只好分手，各走各的。緣起緣滅，再自然不過，如花開謝，按時序進行，天何言哉？

來到某個幽靜的所在，享受清風明月的美好，或許會想到那些還在泥淖中掙扎的家人好友，心頭乍然飄過一些傷感、痛惜，甚至些微莫名的罪惡感。但生命從來一意向前，每個人也都陷在他選定的命運之中，除非他願意改變。

我們僅能爲自己負責，身後的風景，再美再好、再坎坷再不堪，都已消逝；感謝過往的歲月，挫磨是最好的沃肥，它帶來教訓與砥礪，型塑更成熟美好的未來。

尊重每個生命當下的選擇，大家都是自由的，只是在某個轉折點，做了不同的決定。生命如斯逝去，不捨晝夜，在清寂的間斷片刻裡，聽到心中無數朵花，同時爆開的聲音……

明確清楚的豐裕設定，讓你輕省自在

宿世爲修行人的病人說：「我從小不吃五辛，不吃沾到內臟味的食物。小時候的志願是到修道院掃落葉；看到新衣服總說『我夠了，不用買了』，很羨慕出家師父只有一件衣服。懂事後，從不在拍照時笑，因爲人生沒什麼可開心的。

「大學畢業後，爲了生存，阿諛諂媚，總在鏡頭前不眞誠地笑。而且發瘋一樣地成爲美食主義者、名牌服膺者。一時興起翻出舊照片，看著大學以前的自己，我對著照片哭，不斷說『對不起』，卻找不到情緒的線頭。想重回兒時的飲食習慣及生活，丟掉不需要的食物與衣服，還有面具與悲傷。我該如何讓自己更強壯自在呢？」

我答：「現世在紅塵行走，紅塵有紅塵的小確幸，心無法打開，以致剝奪了自在享用物質的能力。這是地球的特質，有具體的物質，聲光形色。不想要那麼多物質、想過輕省些的想法我一直都有，但要正確設定，否則就會貧瘠，而且會不自覺地遭受各種掠奪，因爲你一直把豐裕往外推。」

我有能力合理合宜地駕馭物質，並自主運用，
不受任何力量脅制。
我拒絕任何非分的需索，
我可以自在選擇想要的生活方式，
不受任何人影響，
不因任何人改變。

以上設定，可根據個別需要修正，有空就念念，這是清楚明白的宣示，宇宙會幫你達成。

所有遭逢都是最適當的安排

所有遭逢都是最適當的安排——直到我們能夠臣服，能穿透表象，認清黝暗底層的深刻意涵。感謝身邊所有緣深緣淺的眷屬，環境中眾緣合和，形成的各種流動，磨礪、塑造成今日此刻的我——與時遷流生滅中的色身，埋藏億萬劫以來無垢無染的本來面目——任何存在，儘管獨一無二，卻也都須在適當的環境中形成。所以，一切起伏變化，各種憂悲欣悅，都是成長所需的養分啊！

痛，別拖太久。放下，確實很難、很難、非常難，不堪的烙印，如此鮮明；揪心的痛，如生根般，滲入五臟六腑，日日夜夜牽扯最細緻的感知。

有人浸泡在「痛」裡，形如槁木，至死方休。「痛」，是懲罰誰呢？造成「痛」的元凶，不會在乎，或許根本沒有感覺；而白日照樣東升，夕陽依舊西沉。

痛的人兒啊！還有那愛你的，也都跟著你痛！常人轉一次人身要幾百年，下一趟來的時候，說不定墮入畜牲道，或根本等不到肉身，好好珍惜這一世作爲人的機緣吧！

愼始誠終，承擔爲人之責

病患傳來早年全家福照片，父親英挺、母親賢婉、四兄妹俊美愛嬌——暈黃的色調迢迢遙遞著當年的幸福氛圍，歲月靜好，滿溢著對未來的企盼。

她說：「拍完照的第二天，我就被送出台灣，與奶奶同住。」

由於略知她家狀況，我回以：「最美好的年代，誰知往後悲愴……」

故事不必細說，每個人都曾經歷美好，也都或早或晚終必來到慘澹的一刻……

曾經花團錦簇，轉眼成雲煙。

有限的物質色界，只是我們暫時戲耍、受訓的場所，萬有皆在時間推移中漸遠漸淡，終至無跡可覓。

這是自然法則，一切不離成住壞空。

世間行事，如何起高樓不重要，關竅在如何收尾、如何善終？人之品類，亦由此細微處見眞章。

愼始誠終，在天地否隔的窒悶困局中，仍能一本初心，不計其利（戰勝私欲），恪守本分，清楚明白地行所當行，所謂「克己復禮謂之仁」。在明瞭空性的前提下，讓我們好好承擔身爲一個人該負的責任吧。若理解因果業力的物理運作規律，你會發現一切終將無所遁逃於天地間，該還的，一絲一毫也少不了，只怕還得連本帶利清償。

另一方面，肉身最終如何隳敗，也是重要的思慮點。身心交感，人老後的身姿，泰半如實反應他的內心風景，千迴百轉的幽怨絕對無法展現光風霽月的清朗。內在長年難解的結，最終必然以糾聚莫名的病症示現，病程淹纏反覆，一如業習使然。

斯人也而有斯疾，一切皆爲人心造作，若有咎，亦是自取，與他人無干。

在命運流轉的軌跡中，我們無法預知日後將以何種樣貌老去，進而離世。**唯一能把握的只有在分分秒秒的當下，整飭自心，不作業習的傀儡；調暢身心，治未病於重症之先，庶幾可以預約一個或許相對溫暖自在的晚景。**

人的一生，始終如野雁，隨雲孤飛，終究無跡可覓，無論曾經多麼喧嘩耀眼……

死亡與新生交錯，萬物各按其時，成爲美好

病人產後九個月來診，口渴異常，唇燥便祕，又常腹瀉；很難入眠，淺眠多夢；魚際處午後熱脹，腿脹抽筋；胃納差，幾乎只吃甜食與麵包；打赤腳時，卻極怕冷。

細問她睡眠狀況，有些人失眠是產後失調引致，但她自小就不易入眠，經常睜眼到天明。她說，母親也是如此。她的脈弦細而極無力，幾乎是想要放棄生命的人……怎麼會呢？

原來懷這一胎（第二胎）產前兩週，母親突然自殺，從那時到生產，她再沒吃過一口飯，悲傷縈懷，產後經常哭泣，熬夜念經迴向母親……

是冥王星發威嗎？死亡與新生，竟銜接得如此令人心痛……

她自幼目睹罹患「憂鬱症」的母親無奈地活著，年幼的她害怕母親隨時撒手人寰，潛在的憂慮，總讓她不能放心好好睡覺，生怕一覺醒來，母親就不見了，她要好好看顧著母親……

她說，印象中的母親總是一逕沉默，很少說話。和爸爸離婚，獨自帶著兩個女兒生活，爸爸並未再娶，也一直供應她們母女生活所需。

我問她：「母親爲什麼不快樂？」

她說：「並不清楚，好像她和爸是媒妁之言，但她不愛他，或許另有心上人……」

原來如此，可這樣折騰了兩人一輩子……

病的背後，往往藏著悲傷的故事。我告訴她：「儘管你覺得傷心欲絕，母親也爲了你們辛苦存活了這麼多年，現在她責任已了，去做之前一直想做的事；做兒女的，僅能尊重並給予祝福，謝謝她陪你長大，即使那是壓抑沉悶的歲月。

現在你一如母親，有了兩個孩子，還有愛你的丈夫，紀念母親最好的方式，就是好好活著，努力把孩子養大，才能完成母親存活一生的最大目的。

二診時，她說服藥後口乾改善，不那麼渴了；魚際熱脹減，腿抽筋未作，口瘡、鼻乾已減，眠較沉，雖然仍不易入眠……

儘管冬雪覆蓋，冰封大地，但地底深處，仍有被妥善保護的種子，等待來春發芽。生命總在擺盪飄搖中前進，生有時，死有時；栽種有時，收穫有時；殺戮有時，醫治有時；拆毀有時，建造有時；哭有時，笑有時；哀慟有時，歡慶有時……貫串其間的，還有不止息的愛與善意，這一線生機，讓萬物各按其時，成為美好。

養生，當以修德為本

文壇某風流人物，肺腺癌過世，此君幾段感情（還有未及備載的），大家耳熟能詳，有謂「情」（或曰色？）是他的致命傷，信然。凡是涉及他者之事（戀愛、乃至做愛做的事，總有個客體存在），最好能多爲他人設想，於人無虧、於己無憾，再做不遲。這是作爲直立行走的男子漢，讓人尊敬的基本前提。

孔子說四十而不惑、五十而知天命、六十而耳順、七十從心所欲而不逾矩，證之於今，仍是合時的養智增壽之道。

不惑，是充分認知自己的所做所爲，明白生命的方向，知所當爲與不爲，完全掌握進與退的分際。

知天命，不是消極認命，而是心平氣和接受命運所賦予的一切，因爲這是此世的功課。在命運面前，只有馴服，才能明白所有安排的底蘊，並在透徹的了悟中，察覺自己的極限與潛能，從而圓滿此生的學習與任務。

耳順，由於閱歷與磨練，但聞其言，即解其微旨，因此了然一切，並能心平氣和地接受人與人之間的種種差異，沒有過激的批判與情緒投射；對世間諸多繁複變貌與風景，也能採取不同的角度，氣定神閒地欣賞與體察，水波不興，達到「此心到處悠然」的境界。

至於**從心所欲而不逾矩**，如果前面打底的工夫，都確實做到，這一步自然水到渠成，隨興趣化，天機自然湧現。這是由「節制與自律」，所換來的自由階段，可以全然作自己，不引起太多波瀾。

每個人成熟與進化的步程不一，若大抵循此脈絡發展，行事俯仰無愧，適度關愛自己，應不會罹患惡疾；就算遇上，也能泰然面對，得治的機會相對提高很多。所以，**養生，應以修德爲根本**。越少心理負荷的人生，越容易看見陽光，那是蘊育生命的所在啊。

心靈診療室——

面對生命實相，不要一直看著自己的傷

Q：做錯事的人選擇逃避，「展開新生活」，被傷害的人可能一輩子活在黑暗中……請問我們該如何幫助被傷害的人呢？

A：1 逃避的人，心裡永遠有個黑洞，直到他願意面對、處理為止。

2 被傷害的人，要能原諒，因為這是相互投射才會發生的事，自己也有須釐清的盲點。只有認清一切，才能放下對方及自己。

3 對於這樣的人，除非他願意走出來，面對生命的實相，否則旁人幫不上忙。初期或許可以陪伴、傾聽，讓他處在大自然裡，一個比較鬆緩的環境，慢慢自我療癒。

記住：每個人都有受傷經驗，不要一直看著自己的傷，對方或許也有他的傷。

第六章

重症，多因壓抑巨大心結

「苦」，其實是生命中不得不然、
勢所難免的「藥」！
若沒有這味藥，生活沒有重心，
失去奮鬥的目標，
也無法透過一個個具體事件，
來歷練、提升，
從而得到更深刻的洞見，
生命的寬度與縱深，也就無法開展了。

重症、癌症患者，內心多有個黑洞，可能壓抑了巨大的傷痕或心結，必須有所覺察，徹底面對，轉心向內，才有療癒的可能。錯謬的、慌亂的，悲慘的、恩怨糾結，來不及說再見的一生……怎樣的出生、成長，都不足爲奇；重點是如何優雅智慧地老去，甚至從容自在地死亡，才是一生的大功課，「蓋棺論定」是最終考核啊！

患者自述家族罹癌病史，是遺傳或宿緣所致？父親白手起家，四十四歲壯年罹大腸癌，之前身體都很健康，每天六點晨起到學校慢跑並練拳，陽氣頗旺。

她說，爸爸四歲父母雙亡，當小學老師的哥哥嫂嫂自私，明明父親考上高中，卻推託沒錢不讓念，只能讀公費的海事高職。他長期關注中醫，做簡報充實養生資訊，家裡堆積的中醫簡報多達五百頁，卻被中醫親戚貽誤，說是腸胃毛病而已，沒看出他已癌末，所以母親對中醫一直有偏見。

我說：「你父親太匱乏了，缺乏愛，或許也生冷不忌，寒氣沉積。外觀『陽氣頗旺』，許是寒邪包覆，難以外洩，積寒鬱熱，最終內爆，看某些運動員老後即可理解。」

《素問．四氣調神大論》：「夫病已成而後藥之，亂已成而後治之，譬猶渴而穿井，鬥而鑄兵，不亦晚乎？」❶

這是一般人的通病，尤其男性。罹患癌症（重症、癌末）多因壓抑的傷痕，不知經過多少年的衍化，癌細胞潛伏，慢慢坐大，待適當的引爆點，蓄勢發作，乃至不可收拾，甚而全面潰決。

❶到病的時候，才來吃藥；禍亂成局，才來治理。就像渴的時候，才掘井；要打仗時，臨時才打造武器，不是太晚了嗎？

重症何時引爆？

中醫的六淫，六種致病因素——風、寒、暑、溼、燥、火和七情，以及不內外因（車禍、跌打損傷、蟲獸所傷、房事過度、勞損），可以概括說明疾病產生的原因，重症、癌症亦然。

肺支氣管癌三期的患者來診，問其發病始末，緣年前風寒感冒，過年忙碌，未及就診，隨便服成藥，豈知年後咳劇，眠難且嚴重便結便祕。此爲**風寒未解，鬱而病勢傳裡，引動伏邪**（原爲採礦工人，肺有陳疾），**癌瘤因而形成**。

另位年輕的肝癌女病人，原就睡眠不馨，發病前幾個月曾在公園跌跤，右脅受挫疼痛（右脅乃肝之部，右乳肋下），當時不以爲意，未積極處置，也就不了了之，豈知未幾即發現罹癌。這是**新傷瘀結，加上原已肝鬱**，肝爲多血之臟，豈堪瘀積？

還有多位癌患，發病前曾照護重症家屬達數年之久，**積勞、憂煩亦是引動癌細胞氾濫的大溫床**。

現代社會男女同處高壓，小家庭裡的人際磨擦，來得更直接銳利；從工作場所到家庭，幾乎無所遁逃，不免都有引爆壓力的「某人」存在（老是批判、嘮叨、抱怨、口蜜腹劍、充滿負面能量、經常找碴或出狀況……），溝通不良、甚至沒有溝通，這些怨怒，長期積累，形成健康的未爆彈。

此外，**「所謀不遂、有志難伸」**，不管事業失志或情感受傷，都會造成情緒負荷，如果看不開，積鬱日久，即可能成爲癌症候選人。

以上所談，是比較間接的遠因，會發病，多半還有更直接的促因。且未發病前，多少有些「病徵」，數據卻不一定驗得出來；也可能毫無徵兆，可就其平素生活史，應可見蛛絲馬跡。會結「重症」這個果，必有早已存在之因。中醫注重「未病先防」，早早截斷可能發展的路徑，可節省社會成本，也減少許多生命受苦。

善待父精母血所賦予的肉身，是每個人必須做到的事，但有多少人眞正做到？作爲醫者，常見違常戕生行爲，也只能太息；或許是靈魂的選擇，得走這條路，才能完成該學會的功課……

痊癒密碼：面對與接受

疾病光靠醫生無法得痊，關鍵在自己，根結在哪裡，自己最清楚；不要抱怨、不要憤怒，都是自己選的功課，你必得在其中成長。層次提升，境會轉，周圍的一切也會跟著微調，痊癒的密碼就在其中。

重症，根源在心

看完診，我突然覺得有話想對病人說。

通常罹患重症或難治之疾者，心理上都有沉重的負荷。服藥可以解決肉體問題，但根源還是在心；如果結能解開，肯定有助病情。

家庭或工作環境，可能有些麻煩人物，他們挑剔、刻薄、諷刺……令人如坐針氈，那些劃過心版的傷痕，血跡淋漓，無法淡然處之。常年背負這股鬱悶之氣，寢食難安，久而久之，就在身上留下印記，病痛於焉形成。

怨恨加上病痛，讓人墮入痛苦深淵，在最黑暗的底層匍匐前進，苦不堪言；世間還有比自己更可憐的人嗎？這些都是那個討厭的某某某，是他一手摧毀我的幸福，我的人生從此由彩色變黑白！

眞是這樣嗎？你不認爲自己也有責任？所有的問題都是別人造成的，你只是可憐的受害者？

一口氣說到這裡，病人紅了眼眶，我一邊抽衛生紙遞給她，一邊想，不能心軟，打蛇打七寸，既然手術已經開始，今天就讓你徹底搞清楚，要哭就哭個痛快吧！

別以爲自己最可憐，事實不盡然如此。換個角度看，那個壓迫、加害你的人，也有他的傷心故事，只是你不曾從他的角度出發，只是一味浸泡在淚水裡，從來無法睜眼，客觀看待外界事物。

同樣處在生命縲絏，都是宇宙過客，只是每個人搬演的角色不同，這是上天賦予（或自己選定）的任務，裡面有你該學習的課題，祂會一直磨難到你完全學會爲止。若你始終不願意承認、不接受自己的遭遇，就等著繼續受苦、繼續病下去吧！

病人流著淚，始終沒說話。這是直中要害的大手術，血正在流，繼續……

一切都是理所當然，沒有爲什麼；爲什麼我要碰到他？爲什麼他要這麼對待我？爲什麼我要接受這種遭遇？爲什麼我會生這個病？這些在你心裡呼喊不知多少遍的憾恨，都是不必要的；你必須早日面對生命的本質與眞相，否則那些抱怨、憤怒……有的沒的情緒，會在體內形成障阻，障阻多了，積淤成實質，日久結瘤成癌，終將消解你最後一絲向上尋求天光的氣力！

接受並平靜面對所有的遭遇，在靜默裡，湧現眞實深沉的力量，世間一切時刻幻化，肉身如此，病痛亦然。當你轉換念頭，重新審視自己，痊癒的密碼，就已悄悄植入，此時服藥，效果加倍，藥氣運行，通關過節，很快到達病之所在，這才是眞正痊癒的眞義啊！

手術完畢，我示意病人家屬，讓她到隔壁針灸室休息。這個震盪夠強，需要時間沉澱，然後回神，重新出發。

源頭在己，擺脫自苦，才能自救

病人女兒告訴我，媽媽不想吃苦藥粉。我說沒辦法，她累積太多未排除的情緒，這些垃圾造成肝熱。女兒這才告訴我，母親悲慘的婚姻故事。

見到母親時，我說：「痛苦的情緒要釋放，能說就說，才不會放在心裡積成了病。」

她說：「可是不知跟誰說，怕被人笑……」

我說：「可以跟生命線、觀音線的人說，反正他們不認識你。」

她說：「可是很多事情我都忘了……」

其實沒忘，只是壓在意識底層，就像癌細胞蟄伏，不去捅它就沒事。選擇性的遺忘，是人本能的保護機制，讓你暫時遠離無法承受的情緒，成爲無感的人，許多人行尸走肉地活著，日子如流水逝去，直到生命終點。

若體氣上來，可能經歷痛苦的排病過程，夾雜當時悲傷難已的情緒，全都一擁而上。但必得面對，直視血淋淋的傷口，告訴自己你有能力處理，你不是受害者，**只有擺脫自憐自艾的悲情，擺脫受害自苦的困境，才能成爲生命的勇者，了解從來沒有任何人能傷害你，除了自己**。

許多阿茲海默症、失智症、老年精神病患者，都是處在無法面對自己，身心解離狀態，不堪的過往、無以彌補的遺憾、缺乏愛的滋潤……可他們不知，一切的源頭全是自己。不愛自己，別人當然不會珍惜你；不尊重自己，別人當然踐踏你；封閉自己，世界也就遺棄了你。許多病人只需要傾聽，讓他說，給予適當的能量支持（藥食、物理手法、陪伴等），好比天旱降甘霖，慢慢導正，他自會有所回應。

當然對當中的波動起伏，都要平心冷靜看待，但不是冷淡唷。沒有業力不成眷屬，既成眷屬就是功課，只有努力修完學分，才能畢業。所以呢，不必怨懟、懷恨、自傷，如果明瞭最根本透徹的一本帳，就是「面對」，別躲在各種變形幻化的疾病裡，躲得了一時，躲不了生生世世自心的魔考啊！

重症保命首則——一念純誠，進入深度休息

病人說，在病得最嚴重時，一再以他所受的哲學訓練，思辨著中西醫治療的結果與差異，最後義無反顧地選擇了全人治療的中醫。那場病讓他看遍台灣西半部的中醫，而且每看一位醫生，必定虔心花費一段時間……

直到最後來到我這裡，第一次看診，就建議他去內觀，這是處方之一，他回家立刻報名，儘管那時因病瘦了廿幾公斤，連吃飯都有困難，病苦中熬不住地昏沉，但到底完成了十日的課程。

病勢沉篤延滯很長一段時間，近兩個月或更久，他陷入萬籟俱寂的境界，雖在塵俗，卻對一切漠不關心，不看新聞、不理俗事，什麼升遷、名利……都不重要了，甚至不再刻意關注病情，只是安靜，平靜順滑地讓日子流逝，進入深度休息，沒有任何起伏。

生活中的滋味還是有的，菜的清甜、空氣的冷冽，仍有所覺察，只是不再高速運轉，進入極慢速生存的模式。再沒有其他，只剩下天與地……停止一切頭腦的思維，儘管外界依舊衆聲喧嘩，於他卻好似隔了一層膜……也因爲這份靜定，母親不再焦躁，能夠按捺性子待病程走過。

熬過最黑暗的谷底，沒想到又來一波，排舊病的巨大疼痛讓他坐立難安，幾乎無法行走，這一拖也兩個月。奇妙的是，最後在接連參加三場法會後，病況突然奇蹟似地好轉。算一算這一路也參加了近十場法會，三時繫念的文本都會背了，平常文書來往，只要適切，也會把經文套入。菩薩高靈的慈悲無所不在，只是衆生懵然，也就輕忽了。一念純誠能夠上達天聽，有幾人眞能做到？大家只是忙不迭地找名醫、處方，滾滾紅塵，花招還少嗎？

這位病人完全領受我的心意，絲毫不落地做到，無論身心全都大改造，丟掉iPhone、關掉LINE、不再與舊友廝混往來……命運在此見分野，他從此走上不同的路。

我曾說過：「你是個有福的人。在未受現代醫學摧殘前找上中醫，保得全眞之氣，才有餘力與病魔周旋。更有福的是，你的一念純誠，即知即行，毋有絲毫猶疑怠惰。」

多數人是你跟他說了，還不當回事；等到嚴重了才後悔不迭——這怨不得誰，是自己的選擇。多少人只想吃藥，完全不把我給的其他處方當回事，殊不知，那不收費的才是別人給不出來的無價之寶！

醫病之間如跳雙人舞，只要搭配得宜、自然日見進益，還須雙方心性與意志頻率相當，落差太大反而不會有好結果。所以，遇見這樣的病人，也是為醫者樂見的回饋——明珠才得以璀璨發光。

心靈診療室——

醫者治未病，重症患者得靠自身覺醒

Q： 李醫師說治未病，那重病患者該怎麼辦呢？

A： 所謂治未病，因大病、重病積重難返，所以先哲說慎微慎始。大病、重病者心要先轉，心轉了才有希望，但通常不容易，層層業力綑綁、身邊的人（往往是冤親眷屬）常會把人拖住，旁觀者清，卻也只能無奈轉身——覺醒是他的事，旁人很難置喙。

若在未病階段，懂得調整自己，糾正失衡，遵照中醫常規生活，謹守十二字箴言，減少情志波動，直心面對一切。就算患了重症，平常心處理，不傷陽氣，不自亂陣腳，會有機會痊癒，再不濟就是與病共存，帶病延年呀！作為醫者，我要說，再沒有一種病比業習更難治，若無法看到這個層次，病豈能根治？只能永遠綑綁在疾病的囹圄裡，難以超脫。

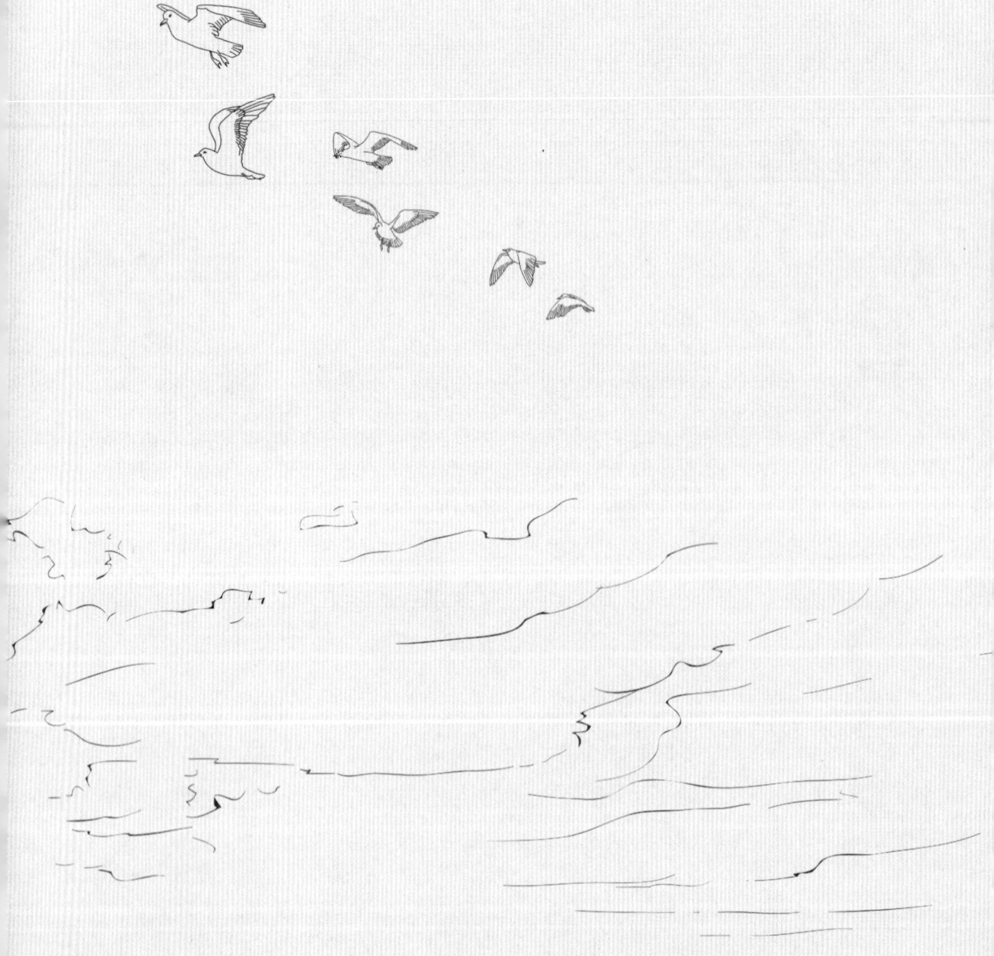

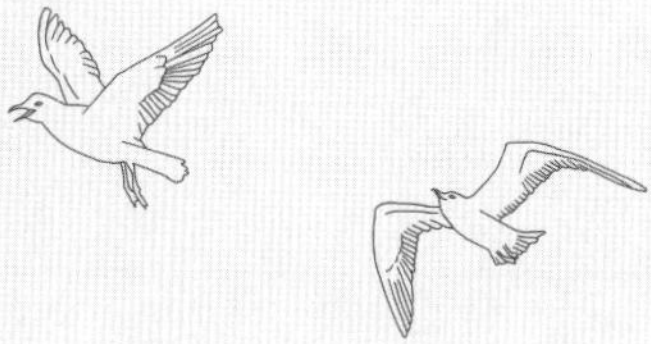

·第二部·

析理篇

擎著夢的大旗前進

歲月無聲走過
風霜點點似星
漂染滿頭

當生命粗礪的原貌
如溝壑頑石虯踞
擎著夢的大旗
我們依舊匍匐前進
前進

知道
轉彎處
有宇宙幽光亮豔
豐美的草原不遠

天際碧藍清泉汩汩
讓我們以愛以美以詩
掬一畝素樸的
心田
淘洗遠行疲憊的
煙塵

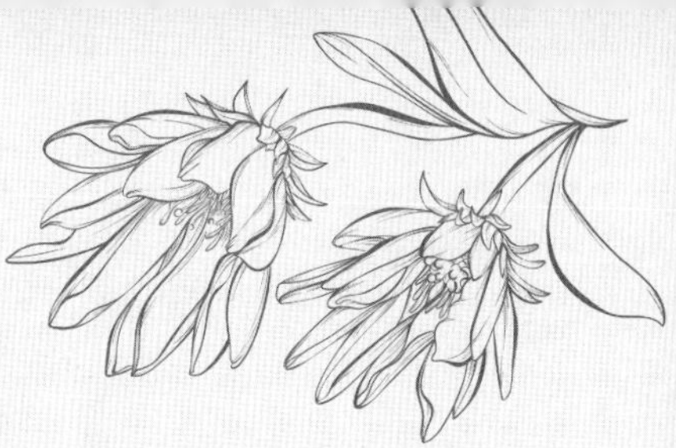

第七章

為什麼會生病？

寒氣拘僵身體，人心也變得堅硬執拗；
唯有暖化身心，使之靈活柔軟，
才能恢復傾聽的能力；
傾聽自己、傾聽別人、傾聽生命，
這便是感知宇宙、
解開身心密碼的起點。

寒氣概分三類，一是實質風寒，包含各種低於體溫的寒侵、風邪、溼氣、飲食及藥毒。二是情緒鬱積，阻礙體內氣機流通。三是邪穢[1]爲患。

寒氣是許多重大疾症的前行因素，日久堆疊結塊，形成具體病徵。排寒，就是排除這些負面能量。在疾症初起，即予表散，疏通邪氣，便不致遺留後患。溫通提拉體氣，給予足夠能量，讓身體自行運轉，待各種症狀走過，即可恢復平衡態。

肉身罹患各種疑難雜症，必是心識層面種種阻滯，最終在肉體留下了印記。其實生病的人只要給他自由伸展的空間，便能慢慢療癒；世人往往一味以自身淺陋俗見，妄圖矯正或壓抑。情緒排寒本質上根於排寒理論，與身體排寒相同，一脈相承。只要進入排寒大道的規律，自然隨之產生各種反應。

寒氣拘僵身體，人心也變得堅硬執拗；唯有暖化身心，使之靈活柔軟，才能恢復傾聽的能力；傾聽自己、傾聽別人、傾聽生命，這便是感知宇宙、解開身心密碼的起點。

[1] 邪穢：涵蓋各種不同存在型態的低頻能量，指涉無肉體的存有或有肉體的生命形態，以及空間場域。

一　實質風寒

實質風寒包含所有會降低體溫的寒侵，因爲人體必須爲此耗費更多能量，來維持恆溫。臨床上，最常見久居冷房、衣著不保暖、嗜食冰冷，包含常溫水果、動輒服青草藥退火，以及長期服用西藥等。

保持溫暖雖然非常之細節，卻也十分重要。飲食務必遵守十二字箴言；衣著方面，很多人習慣穿得輕薄，因爲**不覺得冷，其實寒氣早已一點一滴侵蝕於無形**，不自知地累積寒氣。許多下焦疾患，如生殖、泌尿、腸胃系統的痼疾，只要下半身增溫保暖，促進血循，也能改善。

排陳痾還是治表病？

主流醫學，甚至不少中醫在面對疾症時，不思從根本治理，只想粉飾太平（這不也是一般人所企求？），是啊，不就治病嗎？爲何治半天沒好，還越治越嚴重？這是我常面對，包括一些中醫同道的質疑。

重點在立基點，從根治還是僅治表？排陳痾還是治新病？前提釐清了，往下推理自然就不難明白。病人要了解，**你對「健康」要求到什麼程度？是想痊癒或只是不適症狀消失就好？**想要痊癒，就徹底執行，例如皮膚病，太多案例，不一定要吃藥，寒氣排完皮膚就好了。只是這需要一個流程，**病根有多深，排寒反覆就有多嚴重**。若無法體會，就別行這個道，以免半途而廢，浪費時間。

很多症狀是早先蘊藏寒根，未及時解開，加上體氣低弱、筋脈不通，鬱而化熱，此即一般認知的急、慢性發炎。多數人只見到果，未審其因，遽爾擅投寒涼消炎，無論內服外敷，必遺後患。坦白說，不治都比誤治亂治好，只消給些能量，讓身體自行運轉，也會到達平衡態。別企求症狀立即消失，否則反撲的苦頭更讓人吃不消。

調整能量，取得「相對平衡」

肉體從出生到報廢之前，都在努力尋求它所能到達最大完美程度的穩定態，這個穩定狀態沒有絕對值，比如駝子有駝子的穩定態，只要還能走就行，不能企求他像林志玲那般昂頭挺胸，所以「相對平衡」是中醫極核心的概念❷。

多數「不舒服」，都是有形或無形負能量的擠壓，不管頭脹、痤瘡，還是足跟腫脹，都是邪氣在尋找出路。人體是個封閉系統，雖有七竅（前後陰是最常用的二竅，所以大小便不暢，也會累積負能量），但七竅不會任意開啓，都由相對的約束力量控管。

而邪氣必須有出路，「汗、吐、下」是中醫最常用來快速消減負能量的方法。其中吐法已經很少用了，有時在能量調整的過程中，它會自然呈現，這是身體減壓自救，不見得是壞事！每個人負能量的累積方式、程度與部位都不同，表現方式或服藥（或用其他手法，包括針灸、推拿、拍打、導引按蹻）後的反應也不盡相同，只要調整得當，便可恢復平衡。

究竟排寒是一門什麼醫學呢？其實醫者只是盡力讓人的身體恢復自然運作的能力，在熟悉的軌道裡，取得最大可能的相對平衡而已。

---

❷例如血壓，不同年齡應有不同衡量指標。許多衡量標準，應隨年齡，因事、因時、因地制宜。

二 情緒鬱積

情緒致病屬中醫病因的內傷因素，情緒鬱積的「鬱」，有積、滯、蘊等義，《黃帝經．靈樞》〈本神〉云：「鬱……氣閉塞而不行。」無論外感六淫❸、內傷七情❹，五志七情的生理基礎是臟腑的氣血陰陽。情志所傷，要不直接傷及臟腑實質，要不導致氣機逆亂。

凡傷及大小經脈（包括肌肉、筋膜、神經、血脈……），莫不造成氣滯血瘀，形成體表及內部經筋臟腑的各種瘀鬱，氣機不暢，漸進而成實質的「病」。其中以肝鬱最常見，肝經系統的疾患大都跟情志有關，婦科名醫傅青主曾將「妒忌」列爲婦人不孕的病因之一，舊社會禮教綑綁，閨怨沉重，殊難處理，故「寧治十男子，不治一婦人」。

女病人結婚六年，因不孕求診……把脈後，我說，把脾氣改一改，就會懷孕啦。她馬上哭了！因爲神準，沒想到只見一次面就被看穿。服用調帶脈的藥，才吃兩個月就懷孕了。

外境常緣自內心投射，過往生命歷程中的各種壓抑、痛苦、創傷，大大小小的事件長期積累，勢必得找到傾瀉的缺口，否則機體只能內爆。如同人世種種，有些流程沒能完成，會沉積在心裡，成爲永遠的負荷——那來不及完成的戀情、無法說出口的歉意、被壓制的憤怒、還沒清償的債務……鬱積胸次，最終成爲生命裡無法承受的重；因爲始終沒完成，注意力卡在那個關鍵點，表面上或許完全不在乎，假裝沒事，其實始終惦掛著，這股負能量勢必逐漸暗蝕前進的動力。

身體亦然，太多未及走完的排病流程，零零星星地堆疊、逐漸淤塞，積小而漸大，成了某種「症頭」，終必伺機引爆。疾病也常因「情志復」而再發，最常見的是某一類似場景，引動潛藏情緒，一發不可收拾。生命的苦難無時或已，內在最狂暴的颶風，時時翻騰，席捲我們迫切需要的安寧，因而這個現象界有了各種煩惱與痛苦。

病苦是負面能量的具體呈現，內在糾結不解，表象的疾症怎可能徹底得治？醫療最

❸外感六淫：風、寒、暑、溼、燥、火是自然界六種不同的氣候變化，稱為「六氣」。淫，有太過之意；當六氣變動幅度過大，即成人體致病因素，稱為六淫。

❹內傷七情：七情指喜、怒、憂、思、悲、恐、驚；中醫認為情緒失調，直接損害臟腑，故「內傷七情」。

後的瓶頸，就在於此！

正視情緒存在，莫讓氣結成了具體的病

情緒伴隨感受而起，雖無具體質量，卻有實質影響。**具有幾個特質**：1自然存在，有感受，必有情緒。2這股具體能量，無法壓抑，須有去路。3若是強行壓抑，只有轉化變形。轉化成什麼？**首先**，有可能轉化成莫名其妙、看似不相干的行爲（如百般挑剔、藉故找碴或逃避……）；**其次**，轉化成肉體實質的病，病根深藏，時間長短不一，可能多年後才逐漸顯化。

有個老朋友，可能前世修內觀，表面上習慣不帶情緒，這沒啥不好，但跟他就是有距離，誰能整天穿西裝打領帶？繞什麼圈、拐什麼彎？算了罷，細胞都死一堆了。即使在最該放鬆的時刻，比如親密的當下，有人還是「ㄍㄧㄥ」（硬撐）著，這種不痛快的人，不但無法輕鬆面對他者，第一個過不去的就是他自己。人必得對自己誠實，才有能耐對別人坦白，也才有交流、成長的空間。人遇事的第一個反應、不假思索的本能，必然出自業習，深沉的第八意識，無法僞飾、來不及演練，「啪」地，如箭矢就衝了出

去，與他人短兵相接，那是血淋淋、赤裸裸的業習捉對廝殺！

一般世俗人，累世歷練飄零，未開悟之前，必是以此模式與他人互動，不論修煉層級，或許因「文明」程度而有不同展現，本質則一。既未開悟，觸事遇景豈能無情？「太上忘情，情之所鍾，正在我輩」，人皆有情化生，豈無情緒？

情緒自然存在，隨意識升起，雖然也很容易就如風散去，但更多人卻是固著抓取，才有那麼多穿紅衣自殺的衆生。正視情緒問題，自己、周邊人等的情緒狀態，記住，**情緒如寒氣，只能排解，無法硬生生壓制，壓久了必然生患**。有些領衆者迫於形勢，必須端出「溫良恭儉讓」的形象，或者盱衡全局，就算不滿，也只能按捺下來，卻不是眞正消融，積久豈能不病？也有人總是矛頭對著自己，求全之毀，一味「內爆」，終釀暗傷。

情緒跟寒氣、大小便一樣，都是每日必須清除的「垃圾」，萬萬積不得，所謂**「當天情緒當天排」**，不留隔夜債，以免發酵生腐，疑心生暗鬼。世間多少情變、事變，皆因情緒心結一時未解，而變生肘腋。所以，情緒這檔事，最怕自欺欺人，自以爲沒事，不願面對，那暗鬼遂逐漸壯大，久而久之，氣結成鬱，不得不成了具體的病。病就是這樣來的，哪裡有病？心裡有毛病！能說得出口的，都還有得救！

至於如何情理交融，這是一門高超的藝術，有人談笑間就化了干戈，氣平了，理自然好說。理，是公堂相見的冠冕堂皇；而情，卻是調和鼎鼐的潤滑劑。家人、戚友，任何你在乎的人，若理字擺前面，很少行得通；如果審時度情，靈活運用，甘願在情字的大纛下臣服，反而海闊天空。這甘願，就是無條件的愛，其實大部分人都想這樣對待身邊的人，可是往往「心是口非」，總愛把責難、要求擺前頭，讓人感受不到絲毫溫度。這種自以為求全、為他人設想的矯情，不知障蔽多少能量交流的良機，也為自己製造苦惱的溫床。

學著看見自己以及他人的深層情緒，承認它的存在，拋棄劍拔弩張的我執，懂得設身處地，俟機減壓，更大的自由於是漸漸有了釋放的空間。

五志如何致病？

情志活動以五臟為物質基礎，具體顯化在各臟腑的機能運作。《黃帝內經．素問》〈陰陽應象大論〉云：「人有五臟化五氣，以生喜、怒、思、憂、恐」，總結五種情志與臟腑間特殊對應關係，心志為喜，肝志為怒，脾志為思，肺志為憂，腎志為恐。

只有在臟腑機能活動正常的情況下，情感表現才能不離常度，從生理變化來認知情志，正是古中醫的特色之一。由於情志與五臟所屬關係不同，情志異常，內傷臟腑之傾向也有所不同。因而，喜傷心、怒傷肝、思傷脾、憂傷肺、恐傷腎。五臟又與五行相對，心屬火、肝屬木、脾屬土、肺屬金、腎屬水。歸結為，喜歸心屬火，怒歸肝屬木，憂歸肺屬金，思歸脾屬土，恐歸腎屬水。

五志中，肝鬱氣滯，引發情緒波動，最為常見。

怨怒常與病況糾結

怒則肝氣上逆，肝怒則不藏，不藏則血難固，以致氣迫血亂。生理如實反應心靈，比如發燒經常跟各種情緒連結（七情皆會引致發燒），怨怒之氣導致發熱，一把火在燒，嗔恨心正是源源不斷的原料，這是最常見的情緒型發燒。

與朋友聊到他的家務事，母親早年（當時六十幾歲，非常健康）割讓一顆腎臟，移植給大哥，幸運的是兩人都存活。母親與大哥同住，也幫忙拉拔幾個孫子長大，但八十幾歲時中風。

我說：「當時一定發生什麼讓她生氣的事？」

他說：「對，因為母親說錯一句話……大哥竟把她趕走，讓她跟其他兄姐住。母親始終想念一手帶大的孫子……因此朋友無法原諒大哥，他說自從大嫂進門後，家就變了樣……」

這些微風往事，不也常在一般家庭裡上演？**怨怒，常是壓垮健康的最後一根稻草**。人隨年歲增長，要長智慧，清明的心思勝過一切啊！

另位心臟開過刀的老先生，也有類似經歷：

他說起發病的經過，那時住美國，一大早出去運動，突然覺得心臟難過，無法行動，趕緊就地坐下，過了半小時才有力氣走回家。到醫院檢查，醫生說沒問題，要他多休息。半年後另一次更劇烈的疼痛，才檢查出有三條心臟血管各阻塞百分之七十、八十及九十，有一條還分幾段阻塞，所以無法放支架，只好開刀……

我握著他的手問：「伯伯，其實你底子滿好，那時候發生了什麼讓你傷心的事？」

他停了一下，慢慢說。原來他從紐約搬到加州，與女兒一家同住，女兒很會賺錢，他們也有退休金，但女婿卻在半年後開始給他們臉色看。他非常不舒服，夫妻倆在台灣退休後移民，老來何必受這種氣？想來非常氣悶！

病就是這樣來的，他也在那段時間受洗，成為耶穌的門徒，現在每天都要抄經。

我說，除了吃藥，務必把所有的負荷都交託給主耶穌，好嗎？祂的大能才能扛起凡間的苦難，渺小的人，萬萬不能，神卻是萬般皆能，每天晚禱要記得交託出去！求主保守大家平安，阿門！

情緒緊張之毒，戕生居首

陪父親到舅舅家，參奠外婆祭辰。買了外婆生前最愛的小玉西瓜祭拜。表弟張羅兩杯冰的仙草茶，我立刻婉拒，要了杯子，給父親倒了保溫瓶的杜仲黑茶。冰的仙草茶，舅舅就接過去喝了。

吃飯時，幸好冷氣壞了。八十六歲胃癌開過刀的舅舅，下樓拿了四罐冰啤酒，放上桌，手還搓了一下，「好冰」。我們當然不喝，是因爲我在，不然父親可能不忍拂人家心意，多少喝一點，「那一點」會怎樣？自己看著辦。舅舅就喝冰啤，沒吃飯。

飯後，下樓看中風無法上樓的舅媽，她面前一罐水果茶，我一摸，哇，冰的。去年她跌倒住院，差點掛了，依中醫說法，就是陽虛水泛，結果居然過關。之後，我僅貢獻泡腳包，讓她泡腳。

回程，跟父親說起，舅家軒窗明亮，氣場良好，家庭成員相處融洽，事業順遂，子女無啥令老人煩心事，他們處在相對鬆緩的情境，所以，即使「冰寒相加」，貽禍也相對較輕。應該說，情緒緊張之毒，第一緊要，於戕生居首；但實質冰寒之毒，若能適度避開，應更有大裨益。

以情治情的情志相勝療法

「以情病者，非情不解」，《黃帝內經．素問》〈五運行大論〉使用五行生剋原理，具體闡釋情志相勝療法的基本程式：喜傷心，以恐勝喜；怒傷肝，以悲勝怒；思傷脾，以怒勝思；憂傷肺，以喜勝憂；恐傷腎，以思勝恐。

來看看幾個古代醫家的驗案。

喜傷心，恐勝喜（水剋火）

清朝《冷盧醫話》記一江南書生因中狀元，過喜而發狂，大笑不止。名醫徐洄溪就診，佯稱其病不可治，告之逾十日將亡，吩咐速回家，路過鎮江時再找一何姓醫生，或能起死回生。書生一嚇，果然病癒；但又因此鬱鬱寡歡。至鎮江，何醫就把徐洄溪早已送來的書信給他看，並解釋其中原由，經開釋，病痊癒。

因喜致病者，除以恐對治，亦可以怒或悲治之。

青城子《志導續集》載某藩姓憲官甫上任，升堂後雙目突失明，立刻派人請葉天士。天士問來人：「藩憲官曾在哪裡爲官？」答說：「在京城。」又問：「有沒有到外地做過官？」「從沒有。」葉天士便說：「馬上回去告訴憲官，這樣請我絕對不去，必須全副儀仗來接我。」來人回去後如實匯報，藩憲官聽了很生氣，但隨從勸說：「葉天士治病如神，不這樣不行啊！」藩憲官說：「好吧，姑且按他說的辦，如治不好病，看怎麼治他罪。」於是派儀仗隊前去迎接。

來到葉宅，天士又說：「這樣請我，還是不去。回去告訴憲官，必須官夫人親自來接才行。」並叮囑來人，一定要一字不差地告訴憲官，如果怪罪下來，由他負責。來人只好如實稟報。憲官聽罷，不由勃然大怒，吼叫起來，聽得隨從雙腿顫慄。正當憲官怒氣正盛時，雙目忽然恢復明亮。

心藏神，在志爲喜，喜樂太過，心神飄蕩；怒則氣上，使之歸藏於心，心血充盈，目遂明。

怒傷肝，悲勝怒（金剋木）

《景岳全書》記燕姬因怒而厥，張景岳診後便聲言其危，假稱要用灸法才能治好。燕姬知道灸法不僅疼痛，且會損毀面容或其他部位的皮膚。於是，繼而轉悲，悲則氣消，胸中鬱怒之氣就排解了。

《吳醫匯講》言，憂極若不表現爲悲，便爲怒，因而怒與憂乃一體兩面。治療上，治怒既可以悲勝，亦可以喜制，喜則氣緩，便不怒。

思傷脾，怒勝思（木剋土）

《續名醫類案》記一女思亡母過度，諸病纏身，百藥不治。韓世良知此女平時信巫，使計離間母女關係，遂言母死，乃因女命相剋，母在陰司要報剋命之仇，生爲母女，死爲仇敵。女聞後大怒，並罵：「我因母病，母反害我，爲何思之！」遂不思，病果癒。

另治一富婦思慮之疾，採「多取其財，飲酒數日，不處治而去」，激怒患者，病遂癒。

憂傷肺，喜勝憂（火剋金）

《儒門事親》記一病人因聞父死於賊，過度悲傷憂鬱，心中結塊，痛不可忍。張子和便學巫婆，唱跳玩笑，「以謔浪褻狎之言娛之」，病人暢懷大笑，一二日後心下塊皆散，不藥而癒。

恐傷腎，思勝恐（土剋水）

《續名醫類案》中盧不遠治療一恐死症，首先言語開導，然後帶他學習「參究法」（即參禪），和患者一起研究生命之源、生死之謎，深入思考，使患者不再恐懼生死，從而病癒。

《晉書．樂廣傳》載：河南地方官員樂廣，嘗有親客，闊別不復來。廣問其故，答曰：「前在坐，蒙賜酒，方飲，見杯中有蛇，既飲而疾。」其時河南聽事壁上有角（弓），漆化作蛇，廣意杯中蛇即角影也。復置酒於前處，謂客曰：「酒中復有所見否？」答曰：「所見如初。」廣乃告其所以，客豁然意解，沉痾頓癒。此乃「杯弓蛇影」，以思（實情）解恐。

凡病必有前因，或潛藏已久，或遇事引爆，而顯像於肉身；從心結解，肉身實質病亦得治。

七情與對應的五臟六腑及相關經絡，如何致病？

五志後世演化為七情，仍以五臟相對應，依序為：心對應喜，肝對應怒，脾對應憂思，肺對應悲，腎對應恐驚。相對應的陽腑及相關經絡，亦一併闡釋。

心對應喜

首先，心為君主之官，喜則氣緩。

《黃帝內經．素問》〈靈蘭秘典論〉：「心者，君主之官，神明出焉……主明則下安……主不明則十二官危。」心主血脈，為一身之主，這個日夜不停運轉的馬達，一旦出問題（比如腎陽虧損，無力上承，導致心陽運作不利……），就會危及所有臟腑的功能。

心所主的情志是喜，《黃帝內經．素問》〈舉痛論〉：「喜則氣和志達，營衛通利，故氣緩矣。」氣緩，氣機通利，有助心氣推動血脈運行，《黃帝內經．靈樞》〈平人絕穀〉：「血脈和利，精神乃居。」血液充盈和調，則精神充沛，思維敏捷，情緒穩定。

唐詩人孟郊〈登科後〉：「昔日齷齪不足誇，今朝放蕩思無涯。春風得意馬蹄疾，一日看盡長安花。」滿溢苦盡甘來的喜悅之情。狂喜暴樂，神憚散而不藏，反令人精神渙散，心氣弛緩，出現心悸、失眠，甚至喜笑癡笑、精神失常等症候，正所謂「暴喜傷陽」。大笑不止可引致心臟驟停或窒息；橋腦或延髓梗塞，亦可使病者大笑，繼而死去。

其次，「心脈」掌悲喜。

兩乳之間的任脈膻中穴（爲氣海，心包經募穴，宗氣匯聚之處），圍護心而受其指令，是臣使之官，可示現心的喜樂，能內通心神，散鬱氣，調情志。

心包經爲心臟的外候，循胳膊中線而行，即中指對應的這條線，筆直的一條，從乳房旁到中指間。一旦瘀阻，易引發胸悶心痛，冠心病、心絞痛、心肌梗塞，甚至猝死。乳癌、腋下淋巴疾患，亦與此經絡瘀阻有關，常見鬱鬱寡歡。

諮商心理師臉友問，有沒有「心脈」這種東西？傷心時「心脈」隱痛，雖嘴上不承認，但身體卻不會說謊。

的確有的。手少陰心經，起於心中，走手，循小指而出。主管心、胸（涵蓋肺）、神志病及經脈循行部位的其他病證（臂厥、脅痛、臑臂內後廉痛厥、掌中熱痛……）。

心經還有一條支脈入肺，中醫認爲「肺志爲悲」，「心氣虛則悲」，可見兩臟的關聯，《紅樓夢》裡患肺結核的林姑娘，何以好哭善悲，其來有自。

手厥陰心包經，亦由胸走手，循中指而出。這是兩條與「心脈」最有關聯的經絡，傷心時手臂會循經而痛，古書寫得很清楚。

身心交互影響，病在身，相對來說，「小病」易治；病在心，才較難處理。

第三，心的三個面向。

除了實質心臟（肉團心[5]）所掌理的功能，還有緣慮心，這是以眼耳鼻舌身意，於種種境界上不斷地分別、抉擇、思索的這個心，它攀緣且分別種種境界，生起種種苦惱。這部分雖由神明所主，在中醫其實是由心神具體執行，即所謂「小我、頭腦」，當心識運作，與心識同時俱起的各種念頭，謂之心所[6]，含藏宿世未解的各種創傷，是個巨大的情緒貯藏庫。正向陽性發展爲慈悲與無差等的愛，如聖母瑪利亞或觀世音菩薩；負向陰性能量，如貪欲、怨恨、寡淡、過度執著……。

而靈知心則是混千差而不亂，歷三際而靡堅。心歷經種種境界而不動亂，如如湛然不動。就是歷劫而不滅的清明自性或稱高我、本體，是混亂中回家的指引。

第四，實質心會因情緒重擊而碎而痛。

心者，五臟六腑之主也。《黃帝內經．靈樞》〈口問篇〉：「悲哀憂愁則心動，心動則五臟六腑皆搖。」心主宰五臟六腑，各種情緒，悲傷、哀怨、愁苦、憂傷，都會牽動心神，心神不安，五臟六腑都受影響。人經歷災難性的打擊或與親人痛苦訣別時，實質心臟確有可能傷損致死。「心碎」不僅用來形容悲傷，這種肇因於極度哀傷、恐懼甚至氣憤的心臟衰竭症狀，俗稱「心碎症候群」（broken heart syndrome）。

《華爾街日報》引述美國心臟名醫沙克利的看法，心碎症候群好比心臟的「腦震盪」，是由壓力、情緒而非血管阻塞引發的心臟病，例如至親離世、遭遇嚴重意外、極度驚喜、激烈爭吵等，都可能引發這種症狀。

症狀包括胸痛或呼吸困難，臨床表徵與心肌梗塞極相似，但純粹是心肌出狀況，無關動脈血管梗塞。病患因心碎症候群症而送醫時，心臟收縮舒張功能可能只剩原有的百

---

❺肉團心、緣慮心、靈知心：元朝中峰國師在《三時繫念佛事》中指出心有三種。父母氣血所生肉團心這顆心臟，是維持生命系統的幫浦，它不會思考。會思考的是緣慮心，起心動念、分別執著因它而起。覺悟的心，就叫靈知心（即自性、高我），是如如不動的本心。

❻心所：意指心的所緣、所有與心相應俱起的法。心識運作時，與心識同時發生的各種名法皆稱為心所，功用是心的助伴，支持心的運作。

分之廿，相當於嚴重心臟衰竭❼。

臨床處方箋——

按壓心包經，消除積滯

1 先按摩或拍打膀胱經的「崑崙穴」（足外側腳踝後方，踝尖與跟腱前凹陷處）。

2 順著心包經輕柔按摩每個穴位，接著稍用力壓，產生明顯痛感，每次約二至三分鐘。

3 之後再按摩任脈兩乳間的膻中穴（上下揉按，每次約按五秒再休息三秒，共五回，可自行斟酌），這樣易排出心包積液。

4 天泉穴與曲澤穴之間分三等分，阻滯點大約在曲澤上三分之一處（圖中標示星號處）。若此處嚴重疼痛，須優先揉開。

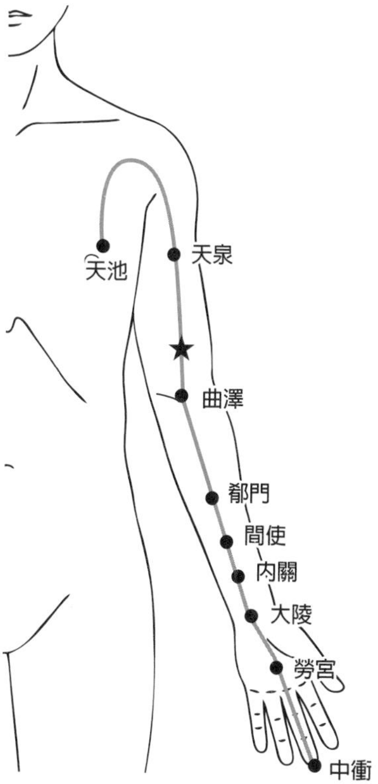

肝對應怒

首先，怒則氣上氣逆，肝氣主升，欲疏泄條達。宣洩怒氣，有助心緒平衡，說明「怒」有利肝氣升發暢達，並可依其情態反應，

❼ http://0rz.tw/8AZNd

據以測度肝的機能水平。一般情況，劇烈的憤怒會使肝氣陡然上衝，肝氣上衝太劇，下降必然受影響。人體左升右降，一旦肝氣突然大量湧出肝臟，沿肝經上衝，無法及時下降，左右即會失衡，上方壅塞，下方必然無氣，易出現上盛下虛的各種病理現象。

以下是盛怒傷肝所致的諸多病理現象[8]：

肝氣疏泄亢進，生發太過，引起暈眩，肝不藏血，血隨氣逆而嘔血。若肝氣橫逆則傷脾而飧泄，犯胃則嘔吐（肝木剋脾土）。雷霆盛怒，有時會造成意識混亂而死亡；或血氣瘀鬱於上，最嚴重的狀況就是顛頂之疾——腦溢血；或血氣逆流，繼而形同慢性發炎，最後消渴病於焉肇生；或墮跌加上情緒波動，氣上逆不下，血亦隨之上行，鬱結於胸脅之下，造成肝臟瘀傷。

其次，肝膽互為表裡。

《黃帝內經．素問》〈靈蘭秘典論〉：「肝者，將軍之官，謀慮出焉……膽者，中正之官，決斷出焉。」肝膽分別負責謀略與抉擇判斷，膽有疾、膽氣弱者，通常多慮而優柔寡斷。

膽貯藏和排泄膽汁，主決斷。膽汁又名精汁，味苦色黃，源於肝，受肝之餘氣而成，排泄下行，注入腸中，有助消食，脾胃消化吸收功能得以正常發揮。膽汁生成、貯藏和排泄，均受肝疏泄功能的調控。

膽主決斷，在精神意識層面主掌抉擇判斷，人之勇怯與膽有關。膽決斷能力有助肝之謀慮，兩者相互爲用，相輔相成。

第三，肝實質與氣血盈虧的影響。

肝藏血，以陰血爲本體，以氣爲功用；肝爲陽臟，主升主動，得陰血之滋養濡潤，才可發揮正常的生理功能。魂爲隨神氣而往來的精神活動，寄居於血，肝藏血，故藏魂，此即血舍魂；若肝血虧虛，魂無法安住，則「魂不守舍」，嚴重者會失眠、驚悸、多夢、夢遊。

《黃帝內經・素問》〈陰陽應象大論〉：「暴怒傷陰，暴喜傷陽。」「暴怒傷陰」指暴怒則肝氣橫逆而血亂，故傷陰。肝司謀慮主筋，醫家惲鐵樵曰：「肝主怒，怒則不復有謀慮，是肝之病也。」肝病則易怒，謀慮之長盡失，只餘莽夫之躁進。肝氣虛則多

8 《黃帝內經・素問》〈生氣通天論〉：「陽氣者，大怒則形氣絕，而血菀于上，使人薄厥。」《黃帝內經・靈樞》〈五變〉：「怒則氣上逆，胸中蓄積，血氣逆留，髖皮充肌，血脈不行，轉而為熱，熱則消肌膚，故為消癉。」《黃帝內經・靈樞》〈邪氣藏府病形〉：「有所墮墜，惡血留內；若有所大怒，氣上而不下，積於脅下，則傷肝。」

恐，不復將軍之焰威，畏怯苟安而已。

情志活動以陰血為物質基礎，正常情況，自須消耗定量陰血；若鬱怒、暴怒升動過度時，往往加重消耗，打破肝體用之間的陰陽相對平衡比重，呈現陰虧陽亢[9]之徵。再者，《黃帝內經．靈樞》〈壽夭剛柔〉：「風寒傷形，憂恐忿怒傷氣。」氣機逆亂影響肝氣條達，這是肝實質病變的先行因素。或許罷極傷了肝[10]，肝血失藏，繼之以弗逆之事；或者相反，鬱怒未發在先，日久積鬱，傷了陰血。總之是一體兩面。

肝主筋，肝病了之後，容易出現各種「緊急逼迫」的狀態，肝急筋脈易拘攣，肌肉、血管緊繃；本該舒緩，而非緊急著急。過勞、周身拘急、生活步調緊迫，是現代人生活寫照。

氣結未解，癌瘤難消

下面這個案例，因為長年心結，肝氣鬱結、肝血失藏，嗔恨怨怒傷了自己，這類病人很大比例長期睡不好，或嗜酒、脾氣暴躁，日久病根坐實。經絡不通，到後期「是動則病」發展成腰痛不可以俛仰，加上愛喝寒涼青草茶，最後搞壞了實質的肝。

病人的父親肝癌栓塞後，腰痛得很厲害，希望來診；知道他之前曾自行服了半年極寒涼的青草藥，這種病人我哪敢接？讓他過來，主要想跟他聊一聊，不論之後治療結果如何，肝病與陳年積鬱有關，心結總是要解。

他對母親怨懟極深，一直有極大的相對剝奪感。人與人之緣分，總是如此，親人並不一定投緣，這是業力使然，若無法看清，必然受縛無解。

我請他找其他中醫，那位中醫請他先到醫院檢查，一去台大，立即住院，癌細胞已轉移至骨，不知做了化療還是放療，人虛弱得連飯都不能吃，只能躺在床上打嗎啡，醫生說他的日子屈指可數了。

他來看我時，還行動自如，能吃能睡；可誰有勇氣叫他乾脆放下一切，去做自己眞正想做的事？去明白生命眞正的底蘊？那位我推薦他去看的黃醫師，必然也是如此，這責任太沉重，誰扛得動呢？只好讓他先去看西醫，儘管知道「那一刀」捅下去，可能死得更快，也只能讓他去！

---

❾ 陰虧陽亢：陰虧，陰不斂陽，陽相對亢奮而浮越於上的病理變化，可見頭暈目眩、面色潮紅等徵。精血或津液虧虛，導致陰陽失衡，陽氣失去制約而浮動；陽又能使陰液進一步虧損，互為因果。

❿ 罷極傷肝：肝藏血，為罷極之本，肝主管筋的活動，能耐受疲勞，是運動機能的根本。

癌症的成因其實是「氣」先病，久而氣結成瘀，形成實質。氣結未解，淨在末端的「病灶」下手，沒解前端的氣結，根本不可能完治，遲早必復發或轉移。若先解前端氣結，讓伏邪有路可走，邪氣漸次消散，後端的癌瘤自然有機會散去。

憤怒變形，久咳不癒

從小咳嗽的病人說，他乾咳無痰，從未治好，把脈是標準的肝鬱脈。

我問他：「是不是很多話憋著沒說？要不就是家裡有個權威者，是爸爸嗎？」

姐姐說：「弟弟是老么，又是唯一的男生，爸爸有很多意見……」

所以嘛，望子成龍，他成了老是咳嗽的龍……這非得疏肝，肝鬱才是根本癥結。何況現行工作又是職業軍人，在講求階級的軍中，很多話更是說不得，雖然他可能習慣了，表意識無所感，但那無法抑遏的憤怒，還是會在肉體留下印痕。

姐姐說：「沒錯，前幾天回家沒人幫他開門，他氣得拿起滅火器砸……」

「是啊。一般不會這樣，頂多打電話叫醒家人就得了；就因爲平時一點一滴鬱積了太多怒氣，那些『夭折』的不爽，始終沒有機會完成它的週期，才會在這種看似合理宣洩的場合，潰決爆堤，洩洪力道有多大，證明積鬱有多深。」

憤怒是實質存在的能量，無法被喝令消失（當下的壓抑就成了內傷），只有待日後成熟的自己看見它、並且承認它的存在，願意鬆開緊繃的弦，那股能量才會眞正消散。很多人用咳嗽隔開人己，不是想罵人，就是不想跟人講話，或是心中不滿未能言說，結果全以咳嗽的症狀表現。所以，這不完全是肉體的病，必須願意面對，咳嗽才有機會痊癒啊！

脾對應思

思發於脾，而成於心，思慮過度不但耗傷心神，也會影響脾氣。

思慮本身就耗能，若有明確目標與行動綱領，儘管勞神思考綢繆有所消耗，適度休息後，也能很快恢復。比較麻煩的是，心神散亂的胡思亂想、無謂的幽思遐想、天馬行空式的白日夢，才是傷神損脾，導致氣機鬱結的原因。《黃帝內經．素問》〈舉痛論〉：「思則心有所存，神有所歸，正氣留而不行，故氣結矣。」

氣機鬱結阻滯，首先「脾氣無法散精」，脾運化無力，吸收、轉輸和散精的功能差了，無法將精微物質透過經脈，布散至全身。而思維本身，須不斷消耗營養物質，以供活躍之用。最常見的，不外茶飯不思，相思成疾，最後可能因營養不良，形成癆症，比如林黛玉。

其次，**脾統血主溼，負責水液與血液的布散、固攝與調控，氣結悶堵易導致行事遷延猶豫，甚至界線模糊，一不小心可能局面失控。**

憂與思本一掛，憂爲肺志，思爲脾志，心有憂思，應於脾肺。憂則氣鬱，思則氣結，憂思不解則肝脾氣機鬱結。肺氣不足，則長吁短嘆、鬱悶頹喪。脾氣不運，則脘悶納呆，食滯痞脹，抑鬱懶怠。長此以往，不是消瘦就是水腫式癡肥。

憂思發於聲爲歌，或爲喃喃自語、懶言，屬精神疾患的鬱型；若陰寒無處發洩、胃經火熾，則出現：惡人與火，聞木音則惕然而驚，心欲動，獨閉戶塞牖而處；甚則欲上高而歌，棄衣而走。後段屬精神疾患的躁型。

可見作爲倉廩之官的脾胃，一旦腐熟水穀、運化精微、調控血水的功能失調，很可能導致精神失常，民以食爲天，誠然不誣。好好吃飯、豐盈氣血，提振體氣，絕對是身心健康的基石。

脾胃既爲一身倉廩，接納五味（酸、苦、甘、辛、鹹），也常集陰寒大成，淪爲各種壓抑與負面情緒的貯藏庫。

肺對應憂悲

肺主氣，氣調則營衛臟腑無所不治，故主治節⓫。悲則氣消，乃因悲傷干擾心肺上行之氣，氣血無法正常運行，陽氣橫梗胸中，無從散布。人一哭氣短，神魂散亂。越哭越沒氣，「啜泣」一抽一抽，哭到沒力，就是氣不夠用了。

「悲則心系急」，心藏神，悲傷神，精神疲憊自然心肺功能都受影響。人到六十歲，心氣始衰，善憂悲。有人年輕時，心氣就衰，動輒傷春悲秋；有人即使年紀老大，只要體氣足，心肺功能好，氣足帶動血行，也不會有太多憂悲。

悲傷，讓溼疹惡化成乾癬

臉友留言：「父親過世後，生理期首次遲到；父親出殯後，月經雖來了，但身體卻開始走下坡，首先頭部出現脂漏型皮膚炎。生完老二，頭頂開始掉髮，育兒期間兼顧創業，體力透支，讓向來擦西藥的溼疹舊疾漸漸變成乾癬。

⓫肺主治節：即治理調節，指肺輔助心治理調節全身氣、血、津液及其他臟腑。

「接觸李醫師文章後，開始用薑酒水或薑膏舒緩止癢，並忌口、泡腳、防寒，搭配中藥調理。我發現病情隨著心情轉變，不太確定是病先好了，還是心先轉了。向來對原生家庭有很大的糾結，情緒在父親過世後引爆，也才看清原來活了近四十年，卻一直被這個結捆綁，影響了作人處世的方方面面。逐漸放下父親離世的悲傷後，病況一路好轉，頭髮也長回不少。」

皮膚是人與外界之屏障，人我關係失調常發爲皮膚症狀，若能有所覺察，自有助改善病情，只要走上正確的路，遲早會到達康復的彼岸。皮膚病首要解表，若一味寒涼，新病或氣壯者，很快見效；體弱或久病者，必兼採益氣健脾；外敷藥同理，最後仍須溫通、促進血循爲要。

能量不足，喜憂悲欲哭

臉友問：「女兒夜間磨牙，白天情緒不是高張就是哭腔，不知是否從我這承接某些壓力所致？」

我答：「小兒失眠或夜間磨牙，情緒與體能、寒氣因素皆有關。前者有些是她的宿習，父母頻率相似，吸引她來投胎，所以胎教其實要自未孕前開始準備。母親懷孕時的身心與環境亦有影響。其次，母體氣血不足，胎兒先天孱弱，出生後能量不足，自然喜憂悲欲哭，宜儘早調理。第三，出生後，若能注意保暖防寒，不讓新寒再入，血氣養上來、體氣足，自然心緒可以較穩定。」

腎對應驚恐

「恐」與「驚」有所區隔，前者多內生，是一種暗耗的能量；後者多源於外境所感。驚恐多透過腎表達，是對外界突發刺激的應急反應，可使人警覺，避免機體遭到危害。

恐則氣下，恐懼引腎氣下陷，上焦閉塞，下焦打開，能量隨之向下，導致二便失禁、遺精滑泄。

腎主骨生髓，腦爲髓海，髓充則骨強，智多生巧。腎藏精，精舍志，是形體強壯的基礎和智慧聰明的泉源。爲「作強」之官，「技巧」出焉，「作」指動作或操作，「強」可作負荷能力來理解。「作強」就是耐操、耐勞，動作輕勁有力；「技巧」則爲靈巧精敏。腎氣腎精足，體氣資本豐厚，可以撐起一片天，也有一定程度的善巧機變與耐久堅持力，足以建構有形實質。

反之，腎虧精虛髓少的人，往往腰瘦骨弱，精神疲憊，頭昏健忘，動作疲懶遲緩。所謂「腎充則髓實」，筋骨的強健、腦力的發達，骨髓、腦髓都與腎氣息息相關；體力與腦力是革命的本錢，少了這個腎氣所推動的「志」，啥事也幹不了。

驚則氣亂，心無所依，神無所歸，慮無所定，氣機紊亂，驚與恐都讓能量向下散佚。清朝某孕婦難產，怎麼也生不下來，名醫葉天士抓起一把銅錢往牆上扔，嘩啦一聲，孕婦受驚，一緊張，氣往下走，胎兒就生下來了。

小孩四歲前，腦神經發育階段，不要讓他受驚，更別嚇唬他，否則傷了腎氣，徒留匱乏無力的內心，面臨困難時，可能缺乏挑戰的志氣。凡是驚恐，都與胃經腎脈有關，惡人與火，聞木音則惕然而驚；善恐，心惕惕如人將捕之。前者，木鬱剋土，後者則是腎精不足所致。

看見並且面對，恐懼就消風了

患者自述：「廿七歲那年盛夏，突發性痙攣，以致全身痲痺，遂送急診。診爲二尖瓣脫垂……因那次經驗，人生風雲變色，從勇敢活潑變得膽怯畏縮，一向喜愛搭機坐火車，再也不敢嘗試；無法擺脫生死一瞬間的陰影，終日惶惶，無法過正常生活。既無法像一般人出遠門旅行，也不喜歡坐小車子，除非有親友同行。十多年了，仍無法突破心裡這道關卡，不免自卑。『幽閉空間恐懼症』雖不是絕症，但它真讓人感到絕望。

「看了李醫師多篇相關文章，開始有點信心，藉中醫神聖之推手，助陽氣升揚，那些晦暗自然無處可寄。相信只要越接近自己的神性，恐懼與不安自會消弭於無形。」

另一位因心悸來診的病人，經幾個月來的調理，畏懼幽暗密閉空間的恐慌症已完全治癒，陸陸續續又清出潛意識裡的其他恐懼。當年母親因債務突然自殺的傷痛，一點一點地滲了出來，讓她再次清楚看見，知道事情沒那麼可怕。身體慢慢抓回主導權，感知變得敏銳，它會直截了當揭露底層晦暗，讓你知曉。

知七情生剋，可以保命

二〇一一年一月十二日新北市九份一〇二縣道土石坍方，詹姓工人正在施工，目睹崩落過程，差一公尺就被土石活埋。雖逃過一劫，他曾向同事抱怨差點被土堆活埋，內心很慌亂，沒想到不到卅六小時，就被同事發現猝死在浴室內。由於生前不菸不酒，正值壯年，原因為何，家屬難以理解。

此為驚則氣亂致死的顯例。各種情緒引動氣的升降，影響相關臟腑，連帶反應殊難預料，生死常繫於須臾，若知其生剋之理，給予收斂鎮靜，使氣平順，或有生機。

情緒疏通之道

中醫認爲，肝氣要如野木之自然條達，升已而後降。但實際上大家都有悶的時候，這股悶氣若無適當疏導，的確可能悶出各種不同的病！

現實生活有太多壓抑，如果有足夠的自覺與感知，會清楚如何走每一步，即使不小心誤入匪窟，也會立即醒轉，然後有策略地用最快的速度逃離。一時的壓抑，一般人都還能承受；若長期的憂煩，那種深沉的不快樂，會弱化心靈動能，種種不合理、不人道的待遇，會在心靈烙印，作爲萬物之靈的人類，無論如何都必須有所對應，絕不能逆來順受。

開門見山，不說客套話

吃錯東西，寒氣哽咽或呃胃，上下不得，極爲不適。體氣足的，須臾自消，打個嗝、放個屁就化了。體氣差的，吃個暖胃的藥，按摩導引，慢慢也就過去了。

情緒如同病氣，有人當下察覺，有人事後才逐漸感知，不能視而不見。當下即過眼，乃至無影蹤，當然最好；否則還是得正視，抓出來，讓它現形，莫讓氣結成了具體的病。

朋友跟我說，十幾個大學同學到她工作場所附近的名勝玩，說要來看她。她就說：「那我請客好了！」結果他們當眞讓她請，花了五、六千元，她是單親，每個同學賺的錢都比她多！可能她表現出還可以的樣子，可這樣多少造成內傷。不是每個人都很懂事的，好嗎？

所以，第一，別說客套話，有人虛假成慣性，老是口是心非，那就怨不得別人。第二，萬一話說出口，君言難改，如果是我，就請吃小吃，素面相見，重點在敘舊，吃什麼不重要嘛！重點是，長了年紀也要長智慧，人際往來與生活裡，總有許多可學習之處，直截了當與曲折委婉間，要取得平衡點。不想委屈自己，也不必怠慢別人，偶爾吃點虧無所謂，當凱子就不必了。

正視並面對沉積鬱怒，不逃離現場

北一女出身的朋友說：「高中時在車上打瞌睡，被人叫起來讓座，對方還是個小孩。」

我問：「你讓了沒？」

她說：「讓了，所以很嘔，這成了我一輩子的心理創傷。」她恨死綠制服——睡得糊裡糊塗，就讓了啊，哪裡想那麼多？可這股氣就一直憋著！

很多人因年幼時的膽怯，不敢作爲，卻始終記住當年的不爽。高一時，有次英文老師不知爲何，把粉筆往我位置丟，我本能地閃過，立馬撿起來回丟，眞是爽啊！當時若沒及時處理，那個傷久了，豈不成了瘀？

我念私中的弟弟，物理考卷曾被老師唱名後，直接丟地上，這恥辱讓他終生不忘，事後也沒妥善處理。可以怎麼處理呢？找到老師，直接跟他說這事對自己的傷害，請他道歉（多年後也行）；也可以不那麼直接，但**一定要面對、承認自己受了傷，傷口才有機會眞正結痂**。

總之不要「逃離」現場，正視並面對，那個不舒服才能慢慢淡化。否則，這股蓄積的憤怒能量，會時不時在生活各層面引爆，並轉而以各種堂而皇之的「正義」之名表現。

情緒結實存在，疏導勝過強抑

記憶是很奇特的魔法，質量輕的會自動散佚；帶著厚重情緒的，反會鐫刻在細胞裡，永世跟隨。這是朋友家族的故事：

「日據時代，祖父與親友合資開中藥房，這在當年是很實在的營生，一有盈餘，也馬上結算給對方。可惜，對方揮霍無度，在外負債，壞念頭動到合夥生意上，親戚五十亂放話，老實的祖父受不了冤屈，竟以死明志，得年卅九歲。許多年過去，朋友大哥的兒子（長孫），竟也因細故自裁。後某道士一來就說，啊！這是恁阿公來的，他當然不知祖父那段陳年故事，侄子確與祖父十分相像，直如一個模子刻的……」

過不去的坎，再投胎還是過不去……那冤抑、那無以名之的憤怒，要如何訴說、如何被了解，才會心甘情願地散去？

情緒結結實實存在，那質量足以壓垮人，許多人心事只會沉底，不懂宣洩，悶著鬱著，就成病成災了。

就像寒被火遏，可就逼不出一滴汗，一旦汗得出，那口氣鬆脫，人也就舒暢了。情緒內傷無論如何要設法抒解，聽的人不能批判，要有同理心，只要充分理解他的傷與痛，待他說夠了，情緒稍平，再慢慢說理。過程反覆，可能需要一段很長的時間，只要他願意說，都還有機會。

最怕的是，一開口就被批，就像發燒用寒涼藥，兜頭澆熄那把火，底下的流程還用跑嗎？還說得下去嗎？這病可就成了，也可能沒得救了！

每個人都要有一套開小差、得隙放輕鬆的撇步，至少可以自得其樂，不間斷的小確幸，可以幫我們撐過難捱的壞日子。還要有些排遣憤怒的抒壓方法，怒氣不能壓，很多病是怒氣不得宣洩，活活逼出來的。我偶爾會在陽台狼嗥，大家不妨學著叫兩聲——胸臆大開，有益健康唷。至於含冤而死的亡者，只能設法超度，或以平靜的頻率送光、送上祝福，讓他明白這個理，儘快放下執著。這要看個人因緣造化，身爲親眷，也僅能盡力了。

臨床處方箋——

中醫強調「睡子時覺」

晚上十一點到凌晨一點是子時，子時陰氣最盛，陰主睡眠，膽經當令，古人稱子時「合陰」，所謂「日入陽盡，而陰受氣，夜半而大會，萬民皆臥，命約曰陰。」故子時熟睡，可養好膽經，不易驚恐、膽怯。

三　邪穢為患

心念不正，兼之體氣不足、精神渙散之際，邪易趁隙入侵，即心魔引附外鬼。輕淺的「猝中」，邪靈暫時附身（或體氣始終不足，未得適當處置，極可能衍成長期狀態），中醫稱之爲「中邪、中惡」。邪之中人，必乘人氣之虛而入，且依其所中臟腑，而有不同表現。若邪氣入裡較深，比較嚴重的稱爲「鬼疰」，即邪祟，一般所謂「附著」。

對一切「人與非人」皆宜感同身受，肉眼看不見不表示不存在。存敬謹尊重之心，反思懺悔，誠懇溝通，助其提升，才是兩全之道。

偶遇的外靈

鬼何以附於人？多有過去生的淵源，可能想求助或討債；也可能只是磁場相類而附引，或者路過，無甚惡意。然人鬼異途，不相爲類，長此下去總是「啖人精氣」，有損身心健康。

患者說，兒子早產，出生時才八百多公克，幼年體弱。兩歲時有次出門返家後高燒不退，台大、榮總等大醫院都做了各種檢查和細菌培養，仍查不出原因……連續好多天，不斷地塞退燒劑、吃退燒藥，孩子清醒時總驚恐地哭，臉上冒出很多青黑色的筋。

醫到無藥可醫，聽了老者提議，卜卦問貴人在何方？說是東北方，於是想住家東北方……台大和榮總都去過了，還有啥醫院？再一想，那方向有家精舍，有兩位出家比丘尼，她曾參加過他們的法會，於是抱著孩子就去了。

比丘尼交代，下午五點太陽下山後，再抱孩子去一趟，她依囑而去。只見師父點香給孩子畫來畫去，喃喃地念……結束後，師父說，小孩體弱，一個類似動物的凶靈卡上了……交代若隔日仍高燒，再帶來看看。回家後，孩子一夜好眠，高燒也退了，折騰十餘日，竟一夜間神奇地好轉。日後再去尋那位師父問事，她連理都不理，感恩她當年願意出手相救孩子。後來，孩子懂事後，母親要求他學習佛法，修復自己的防護罩。

這種狀況現世很多，遊魂飄盪，無所適從，豈是一般醫生所能處理？我能做的，僅是提拉體氣，希望病人到達更高頻率，鬼怪就無從近身。

有所求的外靈

排寒讓人方方面面更敏感，對身心微細觀照更敏銳，若要修行，定要排寒。有位臉友在佛教單位工作，農曆七月也得進去或路過殯儀館、墓園之類的地方，所以他總隨身備些護身物。

有一年農曆七月到溪邊，突然很想默念佛號（平時沒有念佛號的習慣），便在心裡默念但未迴向。兩天後，好幾個不認識的亡者到夢裡問候他，覺得怪異，問了工作單位的法師，說要趕緊寫牌位。途中差點被車撞，在閃過車子的剎那，他知道是祂們保護了他，因爲若發生意外，便沒人可幫祂們寫牌位了。

以前，他對這種事無感，內觀學習觀察身體，本不覺得有什麼用，自排寒後，身體敏感度大增，開始對衆生有感覺，也更靈敏地能覺察身體的各種反應了。

另位患者告訴我，一個父祖輩所說的眞實又有趣的故事，警惕我們時時心存善念，尊重平行時空中的一切衆生：

某藥房老闆旅途中路過一間據傳鬧女鬼的旅社，因不信鬼神之說，在屋內肆無忌憚地言語挑釁。回家後，半邊身體疼痛不堪，注射西藥、吃止痛藥，四處求診，皆無法遏抑。奇怪的是，只要進到醫院，痛感立馬消失，一出醫院，又復疼痛異常。來回數次，眞把這鐵齒的藥房老闆折騰到半條命都去了。後來，請教高人，才知道這女鬼想討嫁妝，還指定不要紙糊的。於是，眞爲祂置辦了整套傳統嫁妝，如衣櫃、斗櫃、梳妝檯、洗臉架、尿桶等，全數燒畢後，怪症不藥而癒。

負能量地域

維持住家明亮通風整潔非常重要，陰冷骯髒的環境容易讓負能量駐留，如同不常洗澡的人，身體易積垢。有病人重貲請人調整住家能量，效果不彰，因爲堆積的雜物未清；即使負能量一時清乾淨了，環境髒亂，也很容易再卡上來。整理師朋友亦說，清理雜物積塵時，親眼所見，一團黑影飄離。此外，屋主的能量與空間品質亦是交互作用，互爲因果。

所有生命體都具能量場，無形體的靈，雖然我們看不到、聽不見，一樣有其質量；無生命的物體，亦會沾附能量。有些場域的負能量特別強大，例如：醫院、教堂、博物館、靈骨塔、墓園、非自然死亡的場域等，爲保護自身能量場，請勿涉險地。看看以下幾位臉友分享的親身經歷：

臉友自述，新疆文物到台北歷史博物館展覽時，與朋友在第一廳細看文物，都還好好地，一進入二廳，馬上頭暈眼花，勉強走幾步，虛弱到必須靠牆休息。同行修密教的朋友，請她繞開那位「千年美女」，她喘了好幾分鐘才恢復。

歐洲團體旅行，經常安排參觀集中營、瞻仰名人墓園、猶太迫害博物館，甚至是被趕盡殺絕的空鎮……患者說，她到捷克哈斯塔特，也參觀了著名的白骨教堂，裡面是當地聖人及歷代居民的頭骨，遊客眾多。那天傍晚寒風陣陣，晚餐吃披薩，舌頭無法動彈，左邊舌下出現血泡，還越來越大，看到血湧出好可怕，停吃披薩後慢慢止住，第二天早上變成白色水泡，痛了好幾天。所以歐洲人習慣的教堂、墓地，我們還是敬而遠之得好！

去過印度的臉友也分享：不知道是否在恆河看到燒大體的葬場，沒有太恭敬，還是碰到奇裝異服的人/神棍要錢不給，觸怒了他……回來後開始嚴重頭暈，每天起床還沒走到廁所，就暈至睡覺時間，多年來都沒完全復原。舌苔幾乎都是白的，有時還會有血泡……

某個已在日本關西地區上下千年、反覆投生無數次的學妹，一次與家人到日本參訪天王寺。正殿能量殊勝，之後四處遊逛，無意間上了一座塔，不久發現不對勁，可惜無法轉身下來，因梯路狹小，僅容一人，只好硬著頭皮往前走。這塔類似台灣的靈骨塔，塔裡供奉古戰場犧牲的英靈，學妹曾爲軍官，因此宿世因緣，感應特別強烈。

當下好似幾千幾萬人凌空席捲，幾面夾殺，孩子也鬼叫不已。她說，好在帶了某修行學姐做的防護精油，上去之前每個人都從頂輪噴灑，護住心輪，起了保護作用。下來後再到天王殿繞幾圈，才稍稍恢復正常。

出外千萬別太好奇，誤闖不該涉足之地，若無防護，後果難料。

我則是在七月天正中午，傻傻跟著朋友長驅直入殯儀館，經過一格格冷凍停屍櫃，逕自到達最裡間，在朋友手術失敗過世的先生面前鞠躬致意，幸好櫃子沒拉出來（冷汗）。翌晨起床，發現右舌緣出現一個小葡萄大的血瘤，我知道這是晦氣，加上一時冷熱不和所致。

有些工作場域，必須日日排寒，才不會囤積晦氣。

臉友說，曾幫朋友拍打，一拍下去居然飄出屍臭味，那味道永生難忘。她尷尬地問怎麼這麼臭？問她從事什麼工作？原來是太平間出入口的護理人員，天天跟大體吹一樣的空調，身體不知不覺吸收了那些味道。拍打時，她也排出情緒，哭出來，人看起來也開心多了。

那位護理人員在那裡工作多年，後來變得憂鬱且易驚恐，人都恍惚了，沒想到離職兩年，身體居然還囤積這麼多寒氣。她走後，臉友用檀香精油擦拭沙發並熏香，整整一週，味道才逐漸散去。

許多人不信邪，**民俗月晚上最好少外出，以免招陰**。竟有患者帶小孩到山野露營！小小孩超敏感，甚至還看得見，雖說不出所以然，但反應卻很直接，大人當有所警醒。

患者說，中元節前的週末上山露營，小孩居然嫌看似乾淨的營本部「髒髒」。因爲大雨持續到深夜，大夥都在營本部吃飯嬉戲，小孩堅決黏在媽媽身上，不肯下來。回家當晚便反覆發燒，燒到四十度時，曾哭喊「我生病，我不要」，也會亂吼爸媽聽不懂的話。中元節過後，帶去收驚後才恢復正常。

世界地景地貌變化太快，滄海桑田，若祂們還在，總不免與某些人相應，這就容易出岔。小兒氣場清靈，還未建構完整的保護場，更容易出狀況，所以儘量**避免帶孩子到氣場雜亂的地方**。

收驚，屬古典中醫學裡的祝由療法（參見第三百六十五頁），參天地之化育，鬼神位列其中，看不見不表示不存在！切忌亂投醫，有些宮廟不僅斂財還放符，必須非常小心，找口碑好的。

有時並非在現場，雖只透過網路圖片或影片連結，亦可感受負能量鋪天蓋地而來。有人不小心點開陸客火燒車法事的影片，因磁場怪異，畫面一直抖動，內容傳遞強烈怨氣，才看幾秒鐘，頭痛如刀割，立即關上，隔天嘴巴也長出水泡。

喜歡看恐怖片的病人說：「最近睡得很不安穩，常半夜作噩夢，恐懼尖叫，甚至覺得有人在搖床。心情非常低落，做什麼事都提不起勁，還非常怕冷……」

這是陰氣盛，之前有病人常夢見死去的家人、朋友，吃了幾回水藥，體氣提升後就好了。「白日見鬼」多因體氣太差，頻率與幽冥界接近的緣故。

少看容易令人情緒低落的社會、政治新聞，還有打打殺殺的恐怖片、鬼片、戰爭片、A片……，那些傳達大量負面訊息的資料或畫面，都會在意識層面留下烙痕，生生世世，難以抹滅。過眼的聲光影像，會在潛意識存檔，可能在似曾相識的場景被激活，與遭遇的情境連結，日後如鬼魅般現身，出其不意地騷擾我們。

一夜我與朋友通訊，想知道某著名旅美醫家何時舉辦告別式，朋友與之曾有師徒之誼，後滋生誤會。我勸他出席相送，以此和解。遽知他查到，竟傳來殯儀館櫃號名單（豈不等於網路版停屍間？），我不察點開，超恐怖！

能量無形無色，看不見，但確實存在。寒氣重的人感知鈍化，負能量上了身還懵然不覺，這是陰寒之體，同氣相求之故。

無論身處何種時空，注意保暖，維持體氣不衰，身心光明透亮，知覺清晰，自能趨吉避凶，道不同不相為謀，邪靈也會繞道，互不干擾。

臨床處方箋——

若遇邪、長血泡，如何處理？

1 松針、生薑、紫蘇煮茶飲，亦可以之浣面、沐髮、洗浴、泡腳發汗。

2 針過火，刺破血泡令自癒。

3 到特殊場合，須持心端正，不對境動念。可酌量滴幾滴辟邪精油在化妝棉上，如岩蘭草、檀香、乳香、白色鼠尾草、杜松、檸檬草等，置於膻中穴，或塗抹在百會穴，或攜帶幾粒辟穢除瘴的蘇合香丸。

低頻能量者

與人交接時，彼此能量場交錯，有時不免形成干擾。而其流動，如水之就下，除非修練者功力高強，否則能量由高流向低處，乃物理之必然。有時覺得也沒做什麼，但去了某處或跟某些人接觸後，便特別疲憊。

寒冰人能量忒差

低頻能量者包含重病、慢性病長期服西藥者、愛抱怨、怨氣重者，這些人也多是生冷不忌的寒冰人。看診時，尤其某些病人來過後，會特別累，像電瓶耗盡，非得趕快睡一下。

有一年，我到長庚醫院的呼吸病房探視重症昏迷的病人，那裡的病人都無法自主呼吸，正好醫師巡房，當著病人面說，他撐不到三個月，家屬氣瘋了。即使昏迷，病人的感知並未完全關閉，他是清楚的，醫師這樣說無異判了他死刑。

回家後，我出現急性上呼吸道症狀——邪氣直中入肺，狂咳，咳到無以復加，晚上無法入眠，起來咳到嘔吐，非常之慘。此後對這種病非常拿手，下藥必須快狠準，才能制邪於機先。

病氣雖像輻射無色無味，沒有形質，但它的確存在，不能掉以輕心。臉友分享，癌末家人到月子中心探望她，只待了約莫十五分鐘，但她之後連續三天累到無法起床擠乳，食欲不振。先生似乎也受影響，脾氣變得暴躁異常。

新生兒易感，也要特別小心，病患女兒還未滿月，給外人抱過之後，開始夜驚，試遍各種方法都無效，持續兩、三個月後才復原。

還有病患幫寒冰先生按摩後，竟然狂嘔不止。這是按摩招引寒氣，嘔吐也是排寒。同理，若讓能量較低、氣場混亂者按摩，或按摩師還帶著前一手客人的病氣晦氣，體質敏感者就易出問題。

有人跟「怨氣」重的朋友聊天之後，覺得頭暈，感覺能量被掏空；有人說，服藥後體氣提升，有助覺察心理的轉化與身體的反應。

患者說，朋友因煩惱事務纏身來訪，找她倒垃圾，隔天鼻涕狂流，彷彿要把心裡的煩悶化爲有形的鼻水，眞像沒關緊的水龍頭，流個不停。奇怪的是，再隔一天，就一點症狀也沒有了！第二次朋友才剛傾訴完，都還沒開口安慰她，喉嚨好像被鎖住，聲音沙啞講不出話來，但明明一整天聲音都沒有任何問題啊！

總之，任何接觸，都涉及微細的能量交換，切勿等閒視之。有些人能量場破損，通常是過度用藥者（尤其禁藥、西藥）、遭受重大精神創傷者，較易有此狀況。還是那句老話，**須從根本修復，平等心對待，保暖防寒，遵守十二字箴言為要。**

負能量也會滲入食物

除能量場交疊的實際接觸，負能量也會滲入食物，也能致病。例如，產婦情緒波動，必然攸關奶水品質，母親暴怒、受驚或是哀傷過甚再哺乳，那簡直像餵毒，寶寶喝了這種奶水，八成會出狀況。以下是好友親身經歷：

朋友以前常去一家素食館吃飯，吃完總覺得渾身疲累，一下子又餓了。後來她發現老闆老是念叨家人的不是，怨天怨地，怒氣沖天，她只好自己開伙。好在還有一家不錯的素菜餐廳，每隔一段時間，她會去打個牙祭。

有次，那間餐廳換了外場小姐，菜是她端來的，就這樣而已，可朋友在路上卻嘔吐不止，全吐光才舒服，兒子吃了倒沒事。她知道是能量出問題，她夠敏感，得以及時反應。之後很久她都不敢再上門，某次，巧遇餐廳老闆娘，對方認得她，問說：「怎麼好久沒來了？」她考慮了一下，決定據實以告。老闆娘說，用了那小姐後，很奇怪客人少很多。他們旁敲側擊，打聽這小姐學過一種「黑魔法」，後來小姐自己辭職，客人才又回流。

僅僅端個盤子，過個手，竟也有這樣的影響！生活環境裡布滿許多無形的「殺手」；體弱年高嬰幼兒、氣場敏感者，還是小心為要，一有狀況，走為上策。離開後，可以點個熏香淨化環境與人，以安場域之平衡。

不必存有善惡二元對立，只要心不相應，一切如鏡中影，隨來隨去，也就無礙。重要的是，保持心的平靜，不與外境隨之起舞，這不受干擾的境界，與體氣強弱有關，自身能量提升後，自主空間更大。

四　三種寒氣交互作用，導致體氣低落

實質風寒、情緒鬱積與邪穢爲患，這三種寒氣可能單獨存在或交互作用，日久伏邪深藏，鬱而不宣。而伏邪何時引爆，可能有以下因素：

1 **疲憊過勞**、**無充分休息**：許多慢性病患，如甲狀腺、腎上腺功能減退、貧血等，主要因長期工作緊張、生活壓力過大或者情緒波動等引起氣血失和、陰陽不諧。加之過食冰冷，處於亞健康狀態，沒有正確對治，如此積勞成疾，衍成各種疾病。

2 遭逢巨大身心壓力，即情志因素，這常是壓垮駱駝的最後一根稻草，**大病或意外發生前，經常遭遇重大生命事故或挫敗**。

3 **天候與飲食不當**：盛夏暑氣逼仄、長夏溼熱熏蒸，過食冰寒生冷、燒烤燥物，以致伏寒化熱。急性疾病，如盲腸炎，致病因素主要是寒氣、怒氣、怨氣，交相爲禍，後者也是種讓人心寒的積寒，氣鬱於腸道，形成氣結，積久缺氧，無法疏通，以致瘀滯成膿，甚至壞死，形成所謂「炎症」，牽延誤治，常衍成壞病。

4 比較深層的意涵是，**身心業果於此際成熟，歷經疾病洗禮，可趁機剝除某些根深柢固的習性。**

病邪伏留體內未發，一旦病者情志波動，「血氣內亂」或遭遇邪穢，「兩氣相搏」就可能相激成病。

母親在元宵節當夜失眠，說了不少陳年往事，與她同房的妹妹未發現異常。翌日十點多，父親才告訴我，母親站不起來。這麼晚才說，我說家裡備用的急救藥先灌下去，他卻執意要我看過再決定。我只好一邊溫藥、一邊倉卒著衣，臉都沒洗，就衝出門。到家見母親表情木然，神欲脫，針了幾針，藥灌下半包，她才斷續說起昨晚五樓深夜騷擾之事。

見她還好，交代等會兒喝另半包藥，就出門上診。到診所看了幾人，電話又來說，母親口噤不開，這還得了，我連忙搭計程車衝回家。路上連絡住附近的國中同學，她曾擔任加護病房護理長，萬一真有狀況，至少知道照護技巧。回到家，我在緊急用藥裡加了三味藥，所幸慢慢餵，尚能下咽，同學在旁幫忙，我看還好，就趕回診所看診。

後來同學說，母親把藥都喝完，才有元氣說話。原來五樓鄰居的精神官能症兒子失蹤十餘日，他們竟在晚上十一點多來電，拜託妹妹上樓幫忙清磁場。我那認爲誦經能通鬼神、把這事當業績做的妹妹，竟在深夜十二點多到他家，帶回晦氣，回來貼身與母親同眠；原本無事的母親，早上醒來就變了樣。

一個體氣低落、敏感的人，根本禁不起任何輕微變動。幾個月前，僅是出去吃飯，大太陽下，取道穿越百貨公司回家，那冷熱變動，就讓她又中了風，這次則是晦氣（陰邪）中人。深夜陰氣已重，那失蹤者搞不好已成鬼魅，這種事只能報警或請他到名山大廟找高僧處理，一個疲累的照護者，憑什麼去承擔他人的業果？

母親意識清醒，當晚早些時把陳年積怨引爆出來，心魔呼應外邪，她無力阻止一切，這下就中了。

心靈診療室——

寒氣始終清不淨

Q：為什麼致力排寒，老是小毛病不斷？

A：因為寒氣永遠清不淨呀。將身體調理到比較自然的狀態，對病邪敏感，排寒的各種小毛病就像身體裡的警鈴，提醒我們不要逾限。偶爾有些小狀況，就像地震，發洩多餘的能量，才不會累積成大病。我們不也常見那種從不生病的人，一發卻是大病。

邪氣羈留的病位，若在表淺，較易排出，病徵較輕；若邪氣由表入裡，甚至已停留一段時日，由氣結漸漸積聚成有形的滯留物，病氣痼結，就要花較長時間治療了。

Q：為何接近邪穢，有人很不舒服，有人卻無感？不敏感的人久而久之會有什麼問題呢？

A：如同寒氣累積，寒氣越重者，感知越鈍化。若無法時時清理，久而久之，陳寒積滯，卡得越深，如久病經表入裡臟，一方面是肉體的衰敗，另一方面則是心靈負荷的沉積，鬱積越深，越難消解。

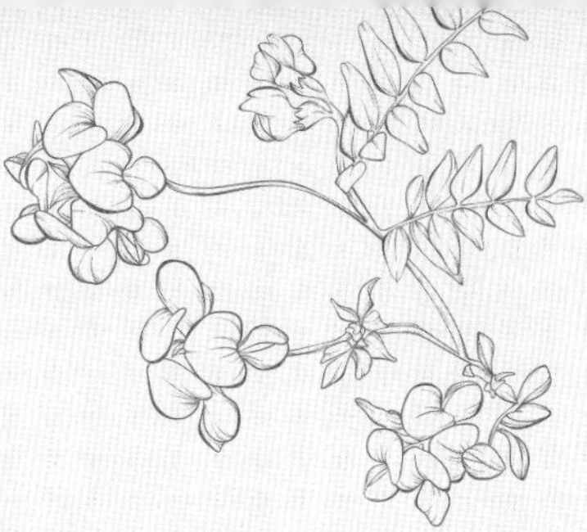

第八章

身心交感，不同情緒引動相應疾症

生病是身心的一場風暴，
現代醫療僅處理肉體物質面，
卻懵然於心靈層面的深層運作，
因此形成宿疾，反覆發作。
若能耐著性子，等候身心風暴，
如其速度走過，自然有機會深入骨髓，
挖出陳傷。

許多人以爲中醫只能調身，心理疾症得靠心理醫生。我認爲這要看醫生的素養以及他願意做到什麼程度。心物二元是西方文明的概念，東方文化向來講究天人合一，身心豈能切割？肉體醫生與心理醫生如此切割，人也就撕裂了。事實上，傳統中醫處理情志疾患，有豐富的臨床經驗。現代醫學體制，其實非常僵化；據我所知，很多中醫同道不僅治身病，也常隨機善巧，順手處理病人的情緒癥結。

至於我自己，若要抽離心靈，只看患者的身病，那絕不可能，因爲我不是「機器」！許多對生命的感觸與發想，都是自然流現，對人與生命的洞識，是一種當下直見的了然，當然也要知音才能理解。

通常身體出問題，必然在更早之前就有情緒面的創痕，浸淫日久以致傷及實質肉體。若只看見肉身的問題，疾病無法斷根；一般治病充其量只到表層，絲毫無法探觸核心，病患若無此警覺，總是躲在疾病的表象裡，無能面對眞實的自己，於是身心負累迭加，最終積重難返成沉痾。

一 身病損及心

肉體具記憶功能

科學家發現：應激語言傷害，會讓發育中的大腦產生部分永久性的改變，身體、細胞都有記憶。負面情緒和記憶的影響遠比想像的更大，憤怒和怨恨時說的話，帶有很強的負向振波，就連植物，也能活生生被罵死[1]。

累世的密碼會在身體裡存檔，而顯意識卻無從知悉（喝了忘魂水？）。第一次內觀

[1] IKEA挑了兩株長得差不多的盆栽，放在校園裡實驗。每天施一樣的肥，澆一樣的水，晒太陽也是同進同出。一株讓學生用語言暴力對待；一株則是暖心的讚美和誇獎，實驗到了第卅天，那盆被屈辱對待的植物，活生生被罵「枯」了；而每天被誇獎的，則長得綠油油。http://0rz.tw/0DOaC

尾聲，葛印卡老師最後一夜錄音帶開示，提到他在印度初開禪修班時，許多兩千年前的同修都回來修習，他們早已認識。講到此處，我周身不自覺震動，從未如此，這種「震動」只在佛經裡讀過；第二次內觀同一時段，我正打小盹，沒想到聽到同樣的地方，身體仍不由自主地起了相同的反應，這是前世的記憶，身體用這種方式提醒。

有些累劫以來的記憶，鎖在身體裡，此世以病苦的方式呈現。比如先天氣喘者，可能前世曾自縊或有囚禁密閉空間的經驗等。生病當然要先尋求第一線的醫療資源，若久治不效，恐怕自己也要負起責任，包括改變飲食、生活形態、調整心態、淨化心靈等。

發燒排寒，喚醒陳傷記憶

發燒是個清理的過程，若能適度給予能量與支持，讓它自然流動，坩堝燒盡後，留下精煉後最純粹的菁華，那是凡俗之眼無法臆想的禮物。

患者說，在我閉關期間，她們母女都發燒了……先是咳嗽，咳到胸痛，然後發燒約一日半，咳出白灰濃黃痰，期間身體左側舊傷，如左腰、左膝、左踝皆痛，燒退即止。產後曾有兩年一到傍晚上半身就癢，肩臂、胸背……尤甚，此症狀復發，四日後消失。更離奇的是五歲女兒燒後則全身出疹，連一歲多二度燙傷的疤痕處亦浮出疹子。時值冬天，母親正消毒水杯，她突然伸手碰倒熱水瓶，唉了一聲，母親趕緊抱起來，帶去沖十五分鐘的冷水，後來才發現熱水已沿袖口滑到腋下……送醫也是全身光溜溜地在醫院上藥，之後持續到院換藥，處理了一個多月。

這件事，女兒稍長後幾乎沒印象。發燒那兩三天，她一逕地睡，那溫度好似讓她重回子宮，睡得很安穩。某天醒來，突然對母親說：「媽咪，我小時候不乖，被熱水燙傷，很痛！」後來她情緒起伏很大，沒想到這個意外的過程，竟被喚醒，當然那時擦了很多西藥……

另位患者歷經兩次排寒，發燒治好長年尾椎痛痼疾、經痛、鼻過敏，連換季頭皮屑多的困擾也一併解除。讓她印象最深的是，排寒期間，高中時因車禍雙肘著地的舊傷，竟浮出來。這個平時並沒有特殊感覺的舊傷，也早忘了當時多痛，竟讓她痛了三、四天；尤其頭兩天的劇痛，甚至無法上班，痛感不亞於產痛。可見肉體具記憶能力，舊傷若未痊癒，會一直藏在身體裡。

許多舊傷及情緒，被藏到自己都遺忘的所在，透過排寒，提拉體氣，身體進入重整震盪狀態，重新清倉，躲在黝暗角落、早該廢棄的陳傷（包括身與心），不知不覺漸次浮出，讓人重新看見、再次經歷，然後穿越，徹底與它告別。

這不是個輕鬆的過程，會經歷害怕、恐懼、懷疑、猶豫、痛苦……各種複雜情狀，若能堅持下去，身心經過一番蕩滌，卸掉許多負荷，你會步履輕快，找回之前未遭壓抑的自己。

體氣衰弱引發心病

身體不適，心情也不會好到哪去，長期處在低能量狀態，自然容易引發心理疾症，例如女性經期、產後、更年期或大病、大失血的傷損之後；又因心病，更不喜與人群互動，不外出晒太陽，久而久之，人就變得更陰沉了。《延禧攻略》裡乾隆繼后烏喇那拉氏，可能正值更年期，肝血腎陰不足，導致躁鬱，影響正常思維，以致判斷錯誤，一失足成千古恨。

從臨床經驗歸納，**體寒特盛者的情緒特徵**：1 活在自己的世界，不喜與外界接觸，無法理解別人，很難設身處地，同理他人。2 外在表現自閉或過動、抑鬱、暴躁、悲觀，神魂無法處在當下，一種身心解離的狀態。3 思考單一，行事缺乏彈性，彷彿包覆堅硬外殼，內外不通。

產後憂鬱不是病

產後氣血失調，易引發鬱症，但這不等同於一般所謂憂鬱症。正如月有圓缺，彼時身體能量水平低下，只需服些益氣生陽、調肝解鬱的中藥即可，切不可服用抗憂鬱西藥，否則血氣不足問題無解，加之西藥荼毒，好好的人就完蛋了！

《金匱要略》提及：「婦人臟躁，喜悲傷欲哭，象如神靈所作，數欠伸」，即產後或更年期婦人的心理異常波動，**乃因血脈空虛**❷**，陰液**❸**失養所致，因而津虧血少，導致脾氣暴躁、呆笨遲緩，情緒起伏大**。

後世醫家主張，鬱爲百證之始，尤以氣鬱爲甚。元朝王安道《醫經溯洄集》指出：「凡病之起也，多由乎鬱，鬱者，滯而不通之義。」《丹溪心法》也認爲：「氣血沖和，萬病不生，一有怫鬱，諸病生焉，故人身諸病，多生於鬱。」

接連一、兩個月陪先生與孩子來診的太太，突然填初診單，說她也要看，而且症頭

❷血脈空虛：血液衰少，脈管（血管）萎癟。

❸陰液：精、血、津、液等各種體液成分的通稱，因其均屬陰分，故名。

非常嚴重……生完第二胎後，閉經半年，之後經期不定，最近抽血檢查居然已瀕臨更年期。每日累得要命，上完班，回家面對兩個孩子，脾氣暴躁，視力變差，手臂痛、身體僵硬、腰痠背痛，排便不暢……找住家附近的中醫看，無效；找名醫，吃了四、五瓶紫河車，花了不少錢，一樣無效。年初只好又回去看西醫，吃荷爾蒙，結果就是現在這副德行。

她說：「我大概該去看精神科，這是不是憂鬱症？」

我說：「一堆症狀，其實只是產後能量不足；血氣虧虛，無法資生化爲營血，身體長期在低能量水平下運作，所產生的失衡現象，絕不是精神病。看精神科，只有死路一條！先吃粉藥，一天四包，等水藥煮好，屆時粉藥減爲一包，我保證你立刻有能量，身體即刻能運作，否則你來拆招牌！」

幾日後，她來拿煮好的水藥，看來神清氣爽。我正在看診，遙遙問站在診間門口探看的她是否好些？

她笑著說：「謝謝，好多了！」這樣，我就放心了，招牌可以不用拆了。

婦人以血爲本，胎孕長養離不開血，分娩耗血，乳汁亦由血所化，故「婦人以血用事」，機體常相對處於陰血偏不足的狀態。而肝爲血臟，以陰血爲本；藏血功能正常，則肝體條達，疏泄正常，人體少有情志之害；反之，肝之陰血不足，肝失條達、柔順之性，稍遇情志怫鬱，即成肝鬱氣滯之證，故「鬱證多患婦人」。

產後鬱症發生的原因，除了生理因素，還有生產前後許多不確定的壓力，如人生角色轉變、照顧新生兒的陌生感，多少也造成產婦的焦慮情緒。

臨床上，許多產婦因氣血虧損，致生其他變症，常見如產後蕁痲疹、失眠等，若僅處理症狀，往往產生更複雜難解的問題。這種案例不少，因虛常自問：「我是不是快死了？」身心互相牽制，心結若能解開，加之正確處置，血氣上來，信心也就上來了。情況嚴重者，常合併幻覺、妄想等精神異常症狀，可能是產後治不得法的血枯、血閉所致，只要回歸胎產治療的常軌，即可痊癒。

母親情志變動、身心能量狀況，也會反映在孩子身上，甚至產生先天性疾病或身心症的患兒。就肉體而言，體力差要臥床安胎的母親，很難產出健康及心性穩定的孩子；肉體能量水平也影響心智，所謂「氣血調和則胎安——欲生好子者，必先養其氣，氣得養則子性和順，無乖戾之氣」，《竹林女科證治》所言，驗之臨床，絲毫不爽。

恐懼與腎虧有關

病人說，這是一個重複十幾年的噩夢。她常夢見走到廟附近，早知道旁邊就是殯殮處理場所，急著想繞道，要不是找不到路，要不就叫不到車，她越急越是看到不想看的東西，比如洗大體之類。懷大女兒時，開始做這個夢，卅六週時，臍帶繞頸而胎殞。

胞胎繫於腎，腎氣不足則恐，孕婦稟賦不足，一個身體兩人用，腎氣大虧致恐，恐又傷腎，陳陳相因，傷胎乃勢所必然。病人自此逐漸白了頭，四十許的年紀，因法自然堅持不染髮，初來看診時，滿頭銀絲閃耀。

服藥調血氣兩個多月後，後頭髮色漸黑；因故停藥，四個月後復來診，顳側髮色也逐漸轉黑。由這個夢看來，「腎氣」是調理關鍵，因爲「腎，其華在髮；腎氣足，頭髮自然豐華」，她的病根在腎，應無疑義。我告訴她，這個纏繞十餘年的噩夢，已有解藥，很快就可拔除。

體氣損之又損，終成鬱症

就像孩子累極，總是哭鬧，一個能量長期處在低水平狀態的人必然脾氣暴躁，因爲電力不夠用，無法發揮應有的power。

朋友的先生年前過世，還很年輕，後來才知是心肌梗塞，朋友回家發現他倒在地上，餘溫猶存，卻已難回天。她說，他糖尿病多年，這幾年罹患憂鬱症，根本不願出門……

我想起他某年因便祕腹痛甚，到榮總檢查幾乎要安排開刀的往事。後來，朋友來電，我請他們立即到診所，朋友先上樓，他停好車才上來，當時已有其他病人插入，正在看診。他突然出現在診間門口，怒氣沖沖，我和病人面面相覷，這位相熟的女病人只好起身讓他先看。

我其實有點不爽，哪有人這麼不明理，態度實在太差。我沒吭聲，先看病再說，一看這是肝經溼熱，開了「茵陳蒿湯」，其實已足，轉念一想，好，讓你拉個痛快，於是加了一味行氣藥。據說，他只吃了一包，就在馬桶上起不來，後來當然不用開刀了。不過之後也未回診，這是我見他的最後一面。

與其說是意外，我倒覺得是他活得太累，不想玩了。他一直在妻子一手創立的補習班工作，夫妻倆同進同出，賺了不少錢，卻也付出不少代價，包括健康。有些投資血本無歸，後來補習班收起來，朋友忙進忙出，轉換過許多工作；而她先生，倒沒聽說做過

二　心病禍於身

心理影響生理，情志致病，以情志解之。大家熟稔的范進老年中舉，高興過頭，過喜傷心——得了失心瘋的故事，後來被岳父一巴掌嚇醒。這是中醫理論「喜傷心，恐勝喜」，以情制情的具體例子。若在現代，范進恐怕得送精神病院，先打鎮靜劑再說。

有些肉體運作的障礙，是心靈負荷過度所致——人必須找到出口，因而在平素最脆弱的點潰決——如此躲在病裡，才能在世間找到存活的合理依據。

生病是身心的一場風暴，現代醫療僅處理肉體物質面，卻懵然於心靈層面的深層運作，因此形成宿疾，反覆發作。若能耐著性子，等候風暴如其速度走過，自然有機會深入骨髓，挖出陳傷。許多肉體疾病的根源，來自心理，比如醫師的恐嚇、想像的害怕或者對周遭環境的「過敏」，以及某個未解的心結……

解氣散瘀——水果控暴怒鬱痔

患者分享：「外子家經營水果買賣，自幼嗜吃水果。感冒喝現榨柳丁汁，一覺醒來便痊癒。夏天是外子的噩夢，每日汗如雨下，極其怕熱，頭臉總是油膩膩，喝再多水也無法解渴；於是西瓜、冷飲、綠豆湯、青草茶……不絕於口，冬天才能喘口氣。即使寒流，穿著單薄，也一點都不覺得冷，讓人誤以為他身強體壯。

「某次震怒，因選擇隱忍，硬生生吞下那口氣，結果當天下午，竟暴出一顆外痔。外子疼痛難當，買消痔丸服用，幾天後，慢慢消腫，但此後只要他一生氣，痔瘡又會冒出來。就這樣吃了幾罐消痔丸後，原本暖呼呼的雙手變得冰冷，體力明顯變差。一到夏天，就更加怕熱，一熱就失去耐性，經常暴怒。頭臉越加油膩，體味汗臭也越發明顯，頭髮都快掉光了。」

我說，感冒喝柳丁汁，一覺醒來即癒，這是經過休息，身體恢復表象平衡，寒氣壓縮入裡，壓根兒沒解；「夏天汗如雨下，極其怕熱，頭臉總是油膩膩，喝再多水也無法解渴」，此乃標準的寒鬱化熱，寒氣之重，由此可見。

寶島溼熱型的肝病患者，多屬脾虛，嗜食生冷只會沉痾難解。而暴怒傷肝，那股能量形成氣結，在身體脆弱之處，結聚成形。不解氣結、不散瘀滯，一味從末梢下手，消痔丸、清肝丸豈眞能消、能清？

患者幾經調理，偶有頭痛，一次排尿時，排出異物，此後排尿大暢；另一次連續三天便血後，痔瘡不再復發。太太說，目前頭頂持續冒些疹子，枕巾不再有異味，頭臉也不油膩。不怕熱以後，脾氣也變好了，而且連續打幾場羽球，不再心悸，也不顯累。如今看到水果不爲所動，冬天把自己包緊緊，規矩得很呢！

正向思考——不被「病名」綑綁

很多醫師喜歡給病人安上病症，比如，你肺功能比較差、你腎虛啃……甚至有明確的病名，心室肥大、二尖瓣脫垂、心雜音、哪裡有個水泡……其實，此一時彼一時，病徵或許早已改善或消失了，但病人卻永遠牢牢抱著，到哪裡都會帶著，並且複述、轉知給他後來遇見的每位醫師。

長期鼻過敏的病人症情改善甚多，他告訴我，小時候得過肺氣腫、肺炎，長大後雖不常感冒，但心底總有個陰影，尤其當他與同僚例行受訓跑步時，總覺得自己心肺功能差，老聽到微細的咻咻虛喘聲……

每個人都有弱點，發病致命點也不盡相同，何必老拿自己的短處，和別人的長處相比呢？只要遵循正確的生活法則，心不散佚，肉體自能在整飭的規律中，日顯光采；生命如斯前進，有什麼好擔心的呢？

另位初診病人，一向找住家附近的老中醫看診，最近老醫師走了，年輕醫師當班。那天也許天氣熱了些，在診所量血壓，竟然衝高。中醫師說：「你恐怕有高血壓喔，最好找西醫，詳細健檢，看看有沒有其他毛病……」

她聽了頭都昏了，「怎會這樣呢？」於是鄰居介紹她來看診。

其實她還OK啊，只是痰溼陽虛，換句話說，心臟無力，興許那天太悶或太累，這很容易處理，不必緊張，我向她保證，吃個藥，立刻會舒服許多。就算高血壓也不是病呀，它只是症狀，從根本下手，不但可以解決，也不會再出現其他問題。

廿幾年前罹患身心症的病人，分享當時就診的恐怖經歷：

「朋友介紹去蘆洲掛一名老醫生的診，醫師一臉嚴厲，後牆一排日文書……他當我面告訴先生，你太太不用半年，就會連回家的路都認不得；他看著我，威嚴地說，妳要定時來拿藥……他給的藥其中一顆我認得是抗焦慮的鎮靜劑。另外，我還莫名被拉上手術檯，在雙臂內側植入不知道什麼東西，說能提升我的生命力。

「回家後，我慌恐到不行，哭個沒停，不用半年我將完蛋了……稍靜下來後，我細想，這是醫生嗎？如果去接收恐嚇，變得更焦慮，看這醫生幹什麼呢？於是我鼓勵自己活給他看。他奶奶的……生命雖經歷了許多無法理出頭緒的苦難，總算一直到今天，我不僅從未忘記回家的路，還經常爲別人指路；遇見李醫師後，身心都更穩定了！」

剛生下二寶的產婦也分享：

「腎臟科醫師曾告知我，不要冒險生孩子，我很聽話，放棄生子，保身爲安。或許自己膽小怕死，或許醫囑語帶恐嚇，十多年來，從未懷上孩子。哪知網路上因緣際會，認識了李醫師，調理近兩年，在自認即將完修時，突然驚恐地發現懷孕了！診間李醫師的歡喜心，給的恭喜、道賀聲中，我安心地接受這突來的禮物。」

醫者說話要很小心，別隨便給病人貼標籤，有些人會把標記扛在身上，形成不必要的負荷。接受恫嚇暗示者，發病的機率更高，即使眞有狀況，也應採取鼓勵的方式，委婉陳言，讓病人滋生願意努力的動力。

醫生，顧名思義站在護生的立場，不只應給病人開藥與對治方法，還要給出正面能量，這才是療癒的眞正祕密！

勘破表象——「癢」的深層意涵

皮膚是身體的第一道防線，各種身心異變常直接反映在皮膚上，也是身體最大面積的排毒器官。

病人自述眼癢、鼻癢、身上皮膚癢……已治療幾週，睡眠狀況略有改善，她才願意持續回診。

但我忍不住嘀咕：「小姐，你能不能不要這麼龜毛、這麼挑剔？癢的不只是皮膚，是你對周遭環境『過敏』，不論人或事，都有可能唷！」

她愣了一下說：「我只對氣味敏感……」

在旁邊的姐姐說：「有啊，怎麼沒有，你的防衛心……」

皮膚作爲身體與外界之藩籬，是人我疆界之標誌，楚河漢界，就此分明。癢，像個警報器，一發現不明物體立即警鈴大響，「嗶」個不停，直到障礙物排除。疹子當然與情緒有關，特別是人際關係，當你對某人感冒、覺得某事礙眼，又無法言宣，疙瘩不能除之而後快，甚至得經常共處，這時身體層面不知不覺就慢慢起了反應。

生病時，病的不僅是肉身，作爲主導的「心」也參與其中啊！

人我界線——手傷，不僅僅是皮脈肌筋骨的問題

手，是軀體向外的延伸，象徵我們力所能及的範圍，某方面也代表自我「能力」的延伸——給予與付出的能力，不論有形的物質、勞力或無形的精神要素，如關愛、尊重、讚賞、支持等。

手傷數十年的初診病人敘述，腕以下，手掌及手指痠痛痲，病始於十四歲。因同時還有好幾位病人候診，且非單獨前來，所以無暇細問。我推測發病前必然遭遇生命中的重大事件，孩子的世界相對單純，我無從臆測她的狀況，又或是前世記憶在此世遭逢類似場景，再受激而病發。

生理上，已逾更年期的初老階段，可找到相對應的歸因特質；但剛發病時，尚屬青少年，氣血正旺，又如何解釋呢？

病人輾轉求診，歷數十年未癒，我直覺是「心結」未解，她生命中的人我關係、界限，沒有清楚定位前，光靠藥物或物理治療，療效不可能徹底。另一方面，**手是軀體與外界的中介，是自我保護的防線**，雙手環抱胸前的姿勢，明白透露防衛的訊息。所以，手也代表與外界、他人溝通的管道、意願與能力，開放幅度取決於手的主人。

我曾有類似經驗，有次手指被鐵門夾到，指甲瘀黑脫落，那時因故跟好友搞得很不愉快。手傷，不僅是皮脈肌筋骨的問題，其實蘊藏極複雜的心理意涵：可能在受傷的剎那，下意識把心底最細緻、深沉的溝通之門給關閉了，而且上了重重的鎖，隨歲月湮遠，那把鑰匙竟不知丟匿在哪個角落了……

心靈診療室——

如何「開始」排除壓抑的情緒？

Q：生活中要怎麼做，才會「開始」排除壓抑的情緒？

A：保持覺知與觀照，即使一時（甚至經常）情緒上來，你會立刻分辨這是怎麼回事，日久自能糾正慣性。因為「明白」，情緒就能慢慢淡去。

情緒一如疾病，都要抒解排邪，不能壓制，許多所謂的「好」，只是往內壓制，恢復舊模式的平衡，你以為好了，其實完全不是那回事！路沒有總是順著走的，治病亦然，壓制的治標，遲早還是要爆！

若遭遇很大的挫折，一時不知如何轉圜情緒，可以先從整理居家環境著手。清潔環境，一方面能善用胡思亂想的時間和精力，一方面處在收納整潔的環境，心理也能自然放鬆，負能量會隨斷捨離的雜物垃圾，一併清除。

第九章

體氣提升，啟動排情緒

心裡的傷痕鬱久成氣結，
體氣差的連哀嚎的能力都沒有，
只能就地喘息。
必然是體氣提升，
才有能量活絡與運轉肉身，
然後一點一滴地逼出凝凍的淚水，
生命也才能找到自癒的方向。

人恆因諸多失衡導致疾病，一旦給予能量，體氣提升後，就能扭轉失衡現象。打通淤塞時，形諸於外的或許是發燒、汗吐下、暈痛痠麻；而內在翻騰、轉化的幅度，更令人無法揣度。

積滯淤塞的情緒，有些發生在尚可知曉的現世，有些則是不知打從遠古多少無量劫以來的底層陳傷，全都一股腦兒翻上來；有些半天片刻就流過，有些會延宕一些時日。**面對瞑眩反應[1]不必過度緊張，只要觀察，把頭腦抽離，旁觀這些變化、幻化的風景，即生即滅，靜候下一階段的穩定態。**

❶瞑眩反應：好轉反應、排病反應。是藥氣行走，對機體產生作用的證據，並非西醫所謂的「副作用」。是人體各器官有效調節與修復，所產生的現象。中醫甚至認為「藥不瞑眩，厥疾不瘳」。

一 情緒如何排？

情緒排放與寒氣相同，必然是體氣提升，負能量無處藏身，自動散佚。經常與肉體的排病反應同時發生，或有引爆點、導火線，或由新事件引動陳傷。負能量之所以爲負，乃因它與人向光性的本質不符，一旦被發現，就無法再附著體內，必得消散出去。

病人說，服完水藥後，第一天煩躁欲走，完全坐不住；第二天，心裡湧出難過的感覺，哭了一場。後面兩帖藥，倒沒什麼特別的感覺。原先咳嗽減輕很多，就皮膚出了些紅疹。

她知道這是排病反應，**「體氣上來，才有力氣清除沉積的心理負荷，即使表意識並未察覺的情緒」**。**體氣低下，不僅寒氣無法排除，情緒無力抒解，甚至始終停留在低能量狀態**，如同一部電瓶耗盡的機器，處於類植物態。

許多病人回饋，**服藥後的幾個月，經常哭或是心理上出現莫名的憂愁，又或突然想起一些拋不開丟不掉的心事，但漸漸地，心情會越來越篤定**，這即是**情緒排寒**。平常無意識，緊卡在身體某處，因能量提升，鬆脫而出，方能清楚看見。

正視歷史傷口，就像排寒，它的力道與發作頻率會一次次減輕，終至消失。雖然很痛，仍須經歷，才能穿越。若排寒的「勢」已形成，很難驟然讓它停止，保持心情平靜，有利病程走過。

1 體氣提升，發燒流汗流淚排情緒

發燒和流汗是較快、痛苦較少的排寒方式，鬆綁的身體才能運轉自如。排寒、排情緒是很辛苦的清理，但最終會是很棒的正向循環，人生本該如此，讓陽光吸引陽光。

患者說：「流了一夜的汗，晨起後腦及肩膀還是很痛，頭都快抬不起來了，的確是翻舊症，以前瘀傷處偶感刺痛。同時也排情緒，很幸運地，先生會跟我說說話，給我鼓勵。最明顯的是，過年我比較能和婆婆說話了，知道如何應對，透明看待她對我們的心，學著接受，雙方都很高興。」

另位小病人連續發燒三次，兼排情緒，與母親大吵一架，幾乎要搥媽媽，氣到手掌發冷，說會痲、發硬、不能彎曲。發燒後，又開始磨牙，胎裡養不好的小孩，預防針又打足，得花好多精神和力氣排寒。

這是透過高速運轉，激盪出深層的積寒。他是個聰明的孩子，會隱藏情緒不表示有能力消融那些壓抑。母親將潛在緊張遺傳給他，這是伏藏基因裡的根性，也就是業習，非常不容易被看見，遑論翦除，這要奮鬥到至死方休啊！

兒子可能是前世伴侶，此世轉換關係與角色，卻還磨同樣的議題，位階序列改變，多些喘息的空間。跳脫慣性枷鎖，看得更清楚透徹，能看見彼此，解母子宿結，莫辜負這大好的重修機會。

臉友分享：「總覺得對我而言，情緒積寒最難克服。身體不舒服會影響情緒，這從排寒之後變得很明顯，只要我緊繃胸悶，情緒就不太好。如果當天有做熱瑜伽好好排汗，狀態就不錯；若上課上班冷氣吹太久，就會很阿雜（台語：煩躁）。」

還有人說，與母親從小「共振」到大，爭吵不休，一點小事就吵，「不是她更年期就是我大姨媽來」，現在身體好點了，竟沒架可吵！

另一位患者喝了杜仲茶，這陣子忙著睡覺，連坐著都能睡。回診時，她告訴我奇妙的經歷：

「明年我要帶隊單車環台，訓練持續了一個多月，這週我跟先生騎到政大，吃了美食，回家途中竟莫名停在路邊大哭。腦中閃過一個念頭：『如果有錯，是傷害別人的人才有錯，我不該帶著傷口去傷害別人』。沒頭沒尾，只是一直哭。先生以爲我騎不動，默默在一旁安慰我。

「哭的時候，胸口好痛，明顯感覺一個痛點，希望把它吐出來，不過沒有成功，哭了好久好久，覺得好舒坦。這幾天，我對一切的容受度都提升了，不壓抑自己，不隱藏眞心，不靠修養或隱忍過日子，原來竟這般美好。」

心裡的傷痕鬱久成氣結，體氣差的連哀嚎的能力都沒有，只能就地喘息。必然是體氣提升，才有能量活絡與運轉肉身，然後一點一滴地逼出凝凍的淚水，生命也才能找到自癒的方向。

2 排寒翻舊症，湧出情緒陳傷

排寒經常引動排出深層情緒，潛藏於幼童期、胎兒期、甚至前世，事件不明，但情緒會鐫刻在深層意識（細胞）裡。

某膀胱炎患者，以前都吃西藥壓制，翻舊疾時，下腹痠痛，頻尿且痛得要命又加上便祕。她說：「全身痠痛，腰好像被什麼東西壓住，很不舒服，感覺腸子都黏在一起了。」

我說：「試著放鬆，不跟疼痛對應。觀照那個痛，不附加多餘情緒。」結果翻出一波更強烈的情緒，來自兒時的傷害。她回憶，小時候常便祕，痛到哇哇大哭，鄉下地方，沒別的辦法，最後總由爸爸抓著，塞入一小塊肥皂。很不舒服的記憶……

這是排病呀，翻舊症常同時湧出一堆情緒。請她將亞麻仁油、蜂蜜、芝麻粉攪勻，酌加黑糖，溫熱飲。活絡腰胯附近的經絡、關節、肌肉群，或做瑜伽、經絡按摩等，並試著安撫那無助的內在小孩。

身體是可以商量的，它會在你忍受的極限，突然止息，風平浪靜，這是排陳寒的基本特徵，上一秒跟下一秒彷彿兩個世界，之後調養將息，不留後遺症。

男患者告訴我，好幾次吃藥，都拉出很深層的情緒，不知如何應對，總卡在這裡……儘管擁有嬌妻幼子，卻說「沒有活下去的動力……」，我只能讓他暫時停藥，這無底洞不知會挖出啥東西。後來，他主動說，這個關卡必須超越……

是的，情緒如流水，始終波動著向前，乍起倏沒，無從捉摸。這些隱藏深層，甚至涵蓋前世的負面能量確確實實存在，唯有面對，看清楚這「結構」，它才會立時「唰」地消失。

他說：「我從小就是很繃的人，習慣壓抑自己，尤其工作老是要鬥心機；吃了藥後，許多東西開始往外傾瀉，跟我以往慣用意志力與邏輯處事的模式完全相反，這拉扯讓我不知如何是好。我習慣把感覺與情緒關起來，卻眼見『人犯』紛紛越獄……」

拉扯令人難過，卻是必要的過程，人生總在顛躓著往前。服藥後，會開始一連串的改變，由最基本的行爲層面，如奉行十二字箴言，到深層的意識層面，更清明警醒的覺知。一連串的慣性挑戰，旨在衝破這座結實的「我執大牢」，而這一切必待體氣提升，始得爲之。

看見與改變都不容易。疾病是隨行的諍友，如明鏡清楚照見我們的內在，當你處在相對穩定的波頻，不適感隨之遠颺；越是在意，干擾於是如眼中梁木，益發令人坐立難安。靜心覺察起心動念，潛移默化蘊於其中，總有一天，你會驀地發現一個有別以往、嶄新的自己。

3 情緒排寒，抽絲剝繭，層層排放

生命進程總不免磨磨蹭蹭，留下許多坑坑疤疤，這些活過的標記若無適當處置，往往成了前進的阻滯，許多人因此衍爲活化石，再難展現光采。

她坐在我面前，有些氣急敗壞地說：「你瞧，我眼下淚溝更深了……」定睛一看，果然，一副疲累相。還沒等我開口，她又說：「週六禪修回來，立刻跟大女兒吵架，也跟我媽賭氣，都有覺知喔，就是一把火一直冒出來，煞不住車……」她喘口氣，接著說：「週日又跟小女兒生氣，她打翻水，弄髒地毯，我忍不住打她，還踹了一腳；女兒問是地毯重要，還是她重要？」

當然是女兒重要，但那把火，是怎麼回事？禪修是深度清洗，可能帶出連自己也不知道、完全沒意識到的東西。我說，那是反彈。

「對！」她幾乎跳起來。「從小，媽媽和姐姐總是批評我，這不對、那沒處理好。兩個女兒給我媽帶，她們也常當小孩的面嫌棄我，結果女兒學會用不屑的態度跟我說話。平常倒還好，禪修回來突然讓我火冒三丈——我意識到再不能讓她們這樣對我，我要把話說清楚。」

事實上，**生氣或吵架都能輾轉傳達某些難以言說的訊息——雖然這是最不入流的溝通方式，但它能迂迴揭露意識底層的資料**。

「這次最大的收穫是，我已清楚明白地跟女兒說，請她們以後要尊重我。昨晚她拿成績單讓我簽字，起先沒說話，我當沒看見，不理她；後來她說：『媽媽，請幫我簽字』，我才拿過來簽了。」

沒有於相處伊始立下規範，日久想扭轉已成局、成形的慣性，一定存在某些困難；何況還有其他家庭成員，這會產生無謂的糾葛。

這是好的開始，生活裡方方面面，會在不同的事件中，帶出形色不一的考驗，恐怕不會就這樣「說了算！」她意味深長地說：「既要求人家尊重我，以後自己也要特別注意，別犯同樣的錯誤。」

「這是當然。時時刻刻處在清醒的自覺中，才能了知一切，洞悉心念瞬間電光石火的遷變。」

她有些疑惑：「爲什麼前四次禪修回來都好快樂，這次待了兩星期，卻完全不是那回事？我問師姐，她說，周圍出現的各種人物與狀況，就是考驗你的功課；這我當然知道……。我家人說，你這德性，去禪修，有用嗎？」

我回應她：「累世以來，卡在身上層層疊疊的業習，就像巴在大腸壁上，燥化乾硬的糞石，即使清腸通便，初始也僅能帶走表層的積滯，經過一段時間的清理，才能眞正排除藏匿在迂迴縐褶裡的臭穢。同樣地，前面幾次的禪修是打底的基礎工程，最多不過清理表面塵埃，讓你覺得安心鬆快；繼續深耕，才能逐漸深入，一旦觸及本體核心，那天搖地動的振盪才會一點一滴地湧現。於是，交互糾結、層層深卡的業習，也才有機會在每個震幅不一的鬆動中，逐漸抽絲破繭地，一毫一釐地剝離。這是深層清創手術，勢必帶來撥筋剮骨般的疼痛，只要捱過，你會愛上那苦裡回甘的滋味。

「面對自己，承認並發現那原始憤怒的存在，當然也要讓所有人知道——那把火就是這樣來的——它來得自然且必要。走在探索的道路上，保持清明覺知，就不會被俗見蒙蔽，你與周遭環境，不可避免地產生相對應的變化，最終會朝向清明與淨化。這是你的努力與功勞，不是任何大師或像我這樣還在顛躓前進的醫師，能幫得上忙的；我僅能提供疏肝益氣的藥，好讓你禪坐、經行更順暢！加油囉！」

4 情緒排放無法抑遏，只能靜待流程走完

陳積的情緒得待體氣提升才能出清，而且**排情緒的勢頭一旦啓動，任何處置無法抑遏，必得流程走完方休**。所以只須觀察，不要跟它共舞，若吃抗憂鬱西藥，豈非前功盡棄？何況吃西藥是沒用的、沒用的、沒用的！

患者說：「室外陽氣暢旺，午睡醒來發覺上焦發熱，一會兒，開始湧出源源不絕的

傷感。邊看電視邊喝粥，看到傷感的劇情，就觸動情緒一湧而出。每每先生工作順利，孩子在校穩定，休息充分後，就會出現強烈情緒，排寒一波接一波。因爲順遂，心不再旁騖，才能集中能量排舊傷。雖然難受，但靜心看著身體運作，覺得神奇有趣。偶爾能量不足導致輕微憂鬱，小丸一兩顆下肚，症狀立解。」

我說：「若是排情緒，吃藥無效，因爲此時並非能量不足，反而是能量充足，方能排除陳舊心傷，只能讓它排。」

情緒無影無形，卻具有實質「重量」，僅能疏導，無法用理智歸類，然後打包丟掉。所以心靈課程充其量讓你「看見」，可問題仍恆亙，最終得靠自己解決。**此其一**。

其次，抒解情緒與解決問題都需要時間，在光影推移中，自能處理、釐清盲點。換句話說，若要「業」消蝕，人必得受那個苦，那痛徹心扉的冷冽，才讓人覺醒，眞正「明瞭」，有些苦受就是無法躐等跳脫。

其三，既有肉身，若肉身衰敗，必然神明昏蔽，必待體氣提升，拘禁肉身的體寒，清理到一個程度，才能啓動深層的情緒排寒。若體寒不甚，可能會一路清理情緒積寒，比如作夢、吵架，都是清理。深度的情緒清理，一如排肉身之寒，只能待流程走完方戢。可用物理方式減緩不適，給予溫暖，比如喝杯暖薑肉桂茶、晒太陽、溫敷等。

二 情緒排放的表徵

1 透過夢境，釋放壓抑

體氣提升，常會先在夢境中宣洩情緒，許多極少作夢的人，開始作被追殺、趕不上車、遲交報告、電梯失靈等夢。體氣更上一籌後，會作與人爭吵、打鬥等表達憤怒的夢。

或更直接地，在現實生活裡上演。平常壓抑拘禮的人，爲芝麻綠豆大的事與人爭吵，看來是不相干的小事，卻引動心底沉埋的積怨與憤怒。而這都是過程，通過之後，又是一片祥和。

時時自省護善念，才能轉化因緣

各方面漸趨穩定的患者，因肩頸腰椎痠痛，又再服藥、加強泡腳。幾天後夢見「拋棄大姐並留下大筆債務的姐夫」。

她說：「夢裡回到十多年前，我逃離母親，南下讀書，卻仍無法擺脫這一切。姐夫與母親爲了自身利益，認爲在卡債風暴前的超貸時代，博士生能大筆貸款，要求我簽字作保。每天在我教書、上課時猛打電話，等我有空回電，又故意不接，甚至以死要脅，說我不簽字就跳樓……夢裡，我站在九樓高處的邊緣……半夜三點夢醒，再也睡不著，反覆在家踱步。持續發燒幾日後，感覺肩頸有形與無形的重擔枷鎖稍輕。只是有股哀傷，直覺沒時間哭泣。」

我說：「這是排寒，同時排情緒。會震盪一段期間，然後升級，一切世象如夢幻泡影，皆會過去。親情牽拖恆是無明幻影，若一時無法轉化，請保持距離，誠心懺悔，送上祝福爲上策。無論如何要有勇氣跳脫，所有的要脅、譏諷、怨怒都是小我的把戲，無關清明的愛。你的自在平靜，沒必要跟著殉葬，記得往內觀看心念，時時照護善念，才能轉化因緣。」

在夢裡圓滿

病人提到：「上星期睡不太好，總在天將明的朦朧之際，夢見已故親人。幾年前父親與九十幾歲的奶奶相繼在一年內往生。夢裡，他們是病時的模樣，消瘦令人格外不忍。父親罹癌，大家都瞞著他，雖然他隱約知道，但也沒說破，後來在睡夢中過世，一句遺言都沒交代。」

病人從小體弱，由奶奶與爸爸帶大，感情很深。父親生命的最後一段，她辭職陪伴，夢裡，她又經歷父親的死亡……總是哭著醒來，那撕裂的椎心之痛……說著，眼眶又紅了……

服藥後會清出很多情緒，從前無力面對的林林總總，躲在幽暗裂隙的往事，全都猝不及防，一股腦兒溢出來。你們還惦記著彼此，當時匆忙，許多想說的話，來不及表白，也沒能好好道別，遺憾輾轉壓進心底，鬱結成塊。

體氣提升，沉積的鬱結逐漸鬆動、分解、上浮，有些斷片就零零星星地冒出頭來，得以回到過去令人心碎的時刻。人生恆如此，往往在不知所云中倉促來去，充滿悲傷、憾悔、痛惜……

你有能力處理了，它才在此刻出現，記住也感恩家人的愛與相伴，真誠的憶念，他們收得到。讓他們知道你活得很好，明亮光采，這正面的波動，遍傳宇宙，能溫暖一切衆生，當然也包括你所愛、故去的親人。

肉體的病是內在幽暗面的浮現，不會恆常存在，請回憶他們光鮮明亮的時刻，在心底正式與他們告別。分離是新旅程的開始，他們有他們、你有你的，不同以往的路，別用過去牽絆彼此，你的掛懷會讓他們邁不開腳，妨礙往後的發展，同樣也局限自己。

愛在一切光中，那裡有億萬劫以來的無數生命，我們的眷屬、我們希望與轉化的一切可能性……

壓抑與釋放

身心一體，牽一髮動全局，細緻微小的改變，一點一滴型塑了我們的樣貌，隨時光流逝，不知不覺也就慢慢變了個人。層層揭露不必要的負荷，壓制的西藥、多餘的藥食、情緒……或許不免有些刮除老皮的撕裂傷，卻是必要的代價啊！

患者服藥後，天天作噩夢，白天他做不出來的種種駭人行徑，全出現在夢裡。他說，有種如釋重負感，覺得異常輕鬆。這位先生是很ㄍㄧㄥ的人，工作單位體制嚴明，作夢反讓他減壓。

能量提升後，不僅清除肉身長年鬱積的垃圾，連心靈層面的情緒垃圾也能找到出口。所有存在陰暗中的事，一旦曝光，質量就會稀釋，負荷隨之減輕。

小孩也會排情緒，被大人忽視的情緒往往在夢境中發洩。四歲女孩，服藥後變得多夢，母親說，她在夢裡哭了好久，醒來大發脾氣，幾經溝通，才知道她思念從小帶她的保母，保母要回鄉個把月，所以離職。

外在的病症，現代醫學或可壓制；但能引洩孩子內心的驚懼嗎？只要身體氣機暢旺，不論外來的風寒溼邪，或體內鬱積的情緒，自有能力協調排除，只須給些消融、代謝的時間，那些都會像一片烏雲飄過。

清明之夢

患者說：「我多數的夢，都是神識跟著身體氣機，幻化而成，常夢見正邪相爭或是神識遊走陰陽交界處。約是十三年前北上，鎮日在家休養，慢慢有這能力，夢境能讓我在身體變化之初，就抓到感覺。

「夢見一群熱鬧的隊伍朝氣蓬勃前行（體內正氣蓬勃），途中遇見惡徒，雙方爭鬥，互有死傷。醒來後我會分析正邪勢力消長，用以增減藥物。若夢見在陰陽交界處醒來，則推論身體又往積寒深處推進，彷彿辟邪，收復失土。

「有時意外受寒，會夢見被凶猛惡徒持刀追砍，或被毒蛇所傷。有時是帶有警告意味的夢，如將受寒還未受寒時，會夢見被毒蛇包圍（蛇是陰毒的象徵）或被猛獸伏擊。而情節焦慮的夢多是腎氣不足或受損，此時就得補充滋腎的藥及杜仲茶。

「十三年前，剛上台北休養身體時，氣機夢占一半，另一半是從小被家暴、被父母利用脅迫、被媽媽陷害的夢，每次從這類夢境醒來，都感覺虛脫，許多年後，頻率越來越少。排寒後，氣機夢多，家暴之類的噩夢少。

「每次在夢中擁有蛋糕，現實生活都會遇見好事，排寒前夢見蛋糕，總是買不到或吃不著。

「先生多年來無法升官，兩年前（全家排寒一年後）我夢見家門口擺放了兩層美麗的杯子蛋糕，一旁還有天使們唱歌祝福，醒來後我心情篤定，覺得這次該升上去了，一個月後果然如願。

「去年在夢中，我到了一家非常頂級的蛋糕坊，裡面只販售五星級的昂貴蛋糕。蛋糕店剛開始營業，蛋糕還沒出爐。店裡有個直徑兩公尺寬的圓柱型透明冷凍櫃，裡面擺滿各式精緻華麗的蛋糕（第一次夢見這麼華麗的，以前頂多夢見六十元小蛋糕），卻因還沒退冰，我一個都買不到。忽見櫃檯上有個常溫磅蛋糕，我非常欣喜，急忙付錢，怎知高興過頭，蛋糕竟被我打翻在地，碎掉了；正失望懊惱，老闆娘竟拿出另一塊磅蛋糕補給我。

「對應現實，孩子當時發燒四天，退燒後，瘦到骨頭嶙峋可見，虛弱得站不穩，我心疼地只求他食欲儘快恢復，臉友分享那些發燒後的成果，我完全不敢多想。大約一個半月後，老師經常傳訊，說他的專注力大幅提升，反應與記憶力都名列前茅，口語表達越來越好，突飛猛進的程度常嚇到老師。我才終於嘗到回甘的欣慰，也應驗磅蛋糕的夢。

「夢中蛋糕打翻，以為沒得吃了，對照現實就是孩子虛弱，我不敢奢求其他。而老闆娘補了一塊新的給我，讓我最終品嘗發燒後的甜美。冷凍櫃裡滿滿華麗的蛋糕，因為還沒退冰，我一個都買不到。退冰不就是排寒嗎？這個夢，一方面在我失意時給我靜待佳績的信心；一方面又暗示我未來的方向：只要蛋糕退冰，我就可以買得到、吃得到了。美麗的蛋糕，象徵健康、自由與尊嚴，只需要時間退冰。

「我在剛營業時抵達蛋糕店，預示我走在排寒大道的起點，要堅定信心，繼續前行。如今小丸增量服用，作息比以前穩定，乳房纖維腺瘤已消失，一切都在應夢。

「夢中五星級的蛋糕店，凡人一輩子都不見得有機會看到吃到，象徵生命的大禮與非比尋常的幸福，所以蛋糕店是李醫師開的，您就是老闆娘對吧？」

2 正視傷痕，放膽作自己

人都有伏藏在意識底層的「黑洞」，無始劫以來累積的傷痕與印記，沒有面對，遑論療癒，如暗夜鬼魅，不時出沒。但只要開始「看見」，並勇敢面對，陽光明燦就在不遠處了。

病人說：「服藥後，較易入眠，可是會想發脾氣，一直想哭……突然覺得活著很沒意義……」

我說：「這很正常，體氣上來，始有能力清除垃圾，壓抑的情緒會一併排出，那只是照見你的膽怯與恐懼……」

「是啊，我很膽怯……服藥第二天，從手一直熱到腦，內心有股反叛，不想聽大道理，我要說眞心話！弟妹傷害我，我總壓抑，今年過年我不想回去，要在家閉關。不想做孩子與弟妹眼裡溫和的媽媽與姐姐，但我始終不清楚我要做什麼？」

「順著脈動，發現從不認識的自己。到這年紀還不作自己，更待何時？不清楚要做什麼？只要安靜下來，除夕去看看母親，然後回家閉關，給自己空間與時間，答案自會浮現。」

另位在職場上屢受壓抑的患者，自從體氣提升，發現越來越不能委屈自己、再也不想對不起自己，寫下這段宣言：

「眞正的關係建立在『能在關係中呈現眞實的自己』——我和前主管從未建立眞正的關係。她逼迫我成爲她口中的我，用這個咒詛挾制我。過去幾年我太苦了，前幾次的退讓讓她嘗到甜頭，所以又找我下手。這次大家都看到是她的問題，我竟沒說一句重話，不再成爲共犯，眞心想要活出自我。

「委屈求全沒有帶來好結果，只有受制於人。習慣懦弱，這次想要改變，脫離宰制，成爲獨一無二的人！感謝神的提醒、您的治療，使我有勇氣逃離挾制。我學會正向表達，作自己不用懼怕，因爲在愛裡沒有懼怕，這是對此生眞正的負責。」

3 心朝向光明，負能量無處藏身

身心蘊藏糾結難解的密碼，作爲全方位診治的中醫，很難不碰觸心靈；病人給我許多回饋，讓我一步步發掘身心根本同治，藥的心靈能量如此巨大，古醫書短短幾字掠過，魯鈍如我，怎看得出來啊？

你若問我，吃藥會有什麼反應？我只能很抱歉地說，可能、或許會怎樣。每具肉身與靈魂、錯誤的心靈運作模式、經歷（累世的創傷、過失……）、誤治病史等攏總加乘之後，皆不相同。我不知道會發展出什麼樣的「樣貌」？只能陪在一旁看顧著你，你得親歷這段獨一無二的旅程，自己領略並穿越！

新感病人兼服水藥及發陳寒的粉劑，元氣上來，引動發燒、全身痠痛欲死，咳到胸痛，新寒伏寒一次全爆，難過可知。坦白說，不是眞有決心想改造自己的人，誰受得了這種折騰？本來這回不給水藥，想讓他暫時做個了結，沒想到他還要，眞猛啊！但這樣效果會很好，如同「暈針必效」，恐怕只有年輕人才挺得住。這樣的翻轉，可能翻出極深層的東西……肉體升級後，能提升心靈軟體的效能，但在這之前可能遭遇低潮。

另一位病人服完第一階段藥後，歷經舊傷大翻轉，之後漸次止息；服第二階段的藥，竟把廿幾年前旅外時，非常憂鬱的情緒再經歷一遍，做些抒解後，接著服調補的藥，才回復平衡穩定，當然，是升級的狀態。

心蘊藏累世以來的各種情緒，《攝阿毗達摩義論》精確詳實地討論心的各種造作，即使沒有付諸行動，一絲一念皆有向量。能量始終存在，時空轉換、形體改變，但沉積心底的渾沌，卻不曾消失。

病人臉色緋紅地說：「很煩躁，不知爲什麼？沒發生什麼事，也沒吃什麼不對勁的東西。」

我看了舌脈：「都正常啊。那麼，可能在排陳年情緒。我從小就有這種感覺，好像突然記起某事，是生命中非常重要的關鍵時刻，場景依稀，但卻怎麼也想不起究竟是怎麼回事——怎麼把這麼重要的事給忘了？這是以前常有的懊惱。」

病人臉色稍緩，他說：「是的，我也常有這種感覺，某次內觀禪修，覺得體內有東西要衝出去。這次能量更大，一直在衝撞……」

我說：「事件早已過去，軀殼都換了，但我們始終記得所受的傷，那個傷、難堪與不甘，令人難以消受，只因它是『我』所受，所以抓得死緊。藥能給予正向能量，當心朝向光明，躲在幽暗空隙的負能量就無處藏身了。你有沒有覺得它消散了？」

他說：「是的，它消散了。」這時，他臉色恢復如常。
我說：「那麼，就不必開柴胡加龍骨牡蠣湯❷了！」

4 瞑眩反應，藥氣行走，自找病處，逼出陳傷

蓄積的寒毒、情緒，甫一震盪就會浮出，服藥後更是明顯。藥會走路，自找病處，它會破壞原有的平衡，一如池底汙泥、垃圾，全攪上來，所以讓人不舒服，但終會過去，這才是根本治療。

患者說，喝下水藥廿分鐘，立即出現鼻塞、目脹、眼內有沙感、咳嗽等類感冒症狀。之前得過流感，用西藥壓下來，總覺得胸部右下側卡卡的。隨後胸部疼痛，咳出許多黏痰。

第二天再吃一包，第三、四天各吃兩包，反應非常強烈，全身多處疼痛，陳年舊傷都翻上來，包括小學練體操時，被某位老是翻不了正跟斗的同學踢到鼻梁，當場噴鼻血；光是鼻梁就傷了兩次。還有右眼內側劇痛，那是初二壘球課，被體育智能很差的同學打到的舊傷，以致兩眼大小不一；被摩托車撞到髖關節、打高爾夫球受傷、在某空曠

加油站等候加油受到寒侵，以致頭痛極久的寒傷；甚至產後為了瘦身推脂及其他推拿受的傷，一次全翻出來，痛得她更難入眠。

胃食道逆流的毛病又犯，胃酸一陣陣上逆……胃上摸到硬結、右脅肝區表面兩條硬索，這什麼東西呀？患梅尼爾氏症時的眩暈，竟似回來，內耳深處悶塞，耳朵像塞了兩顆乒乓球，頭痛如裂……原已調理得不怕冷的她，又畏寒，感覺非常虛弱，洗澡時竟抖了起來。

她有點害怕，儘管我說：「這是瞑眩反應，過去病史會再經歷一遍，藥會給你能量，徹底排除寒氣。如果太難過，可以吃一匙感冒藥粉。」

她說：「吃完感冒藥，口內左側黏膜出現一粒粒的疹子。破壞原有的平衡，讓我心生恐懼。最嚴重的是胃食道逆流及耳朵喉嚨接連處發炎微痛的感覺……」尤其胃酸逆流，讓她嘔得難以入眠。

病人的痛苦，我感同身受，但僅能給予安慰，希望她最終抵達彼岸。翌日很晚才聯

❷柴胡龍骨牡蠣湯：安神鎮驚的中藥。

絡上，她說，所有痛的症狀大致消失，條索與硬結軟化，頭微痛，咳嗽減輕很多，但咳的時候一直有痰，希望可以排掉胸部的鬱積，胃食道逆流減輕甚多……

再隔一日，她說，頭還有點緊，喉嚨仍敏感，觸動某個點就會咳，每咳必有痰。奇怪，胃食道逆流完全沒有了……這幾天胃口差，但不是胃氣敗，食物還是想吃，而且覺得香美好吃。睡得很好，原本聲音沙啞，說話頗費力，現在毋須費力，沙啞也解除。

暫停兩天，病人又開始服藥。這次反應輕微多了，僅表層的新傷痛感，比如這幾年的踝扭傷；第二天，跟上回合一樣，憂鬱的感覺又泛上來。我說：「這應是你以前曾出現的情緒，往事重現。」

她說，當年置身寒冷異邦，出現身心症，老是憂慮恐懼，擔心客死異鄉……經過藥的翻攪，她有了能量，能夠更成熟地面對當時的情境，仔細清理、耙梳，讓心靈的垃圾趁機一併帶走。

三 情緒釋放後的狀態

1 放鬆、安穩、平靜

當負面能量如潮湧，鋪天蓋地席捲過來時，敞開的磁場，如卸了閘的水門，讓風暴一路狂掃，最後離境，不留一絲影蹤。心裡篤定，自成宇宙，不受外在干擾。來看看病友分享，童年無力處理的傷痕，現在清楚看見那些恐懼與憂傷，而後釋放：

「我有些掙扎，不想去公司，只剩一週即將離職。進到辦公室，聞到廚餘悶兩天的氣味，一陣反胃，早餐吃不下。出去換口氣，晒晒太陽，梳理一下感受。

「三歲時的場景浮現，我不想去托兒所……我看到五十歲的身體、閱歷，裡頭裝著三歲小孩，無助無奈地被擺在全日托，不友善的環境，半夜想上廁所，都被值夜阿姨打。我知道她在那裡很久了，這次，我蹲下來，摟住她說：『回家吧！回到我裡面來』。穩穩接住失落的小女孩，我們一起走。

「自從接回她，我安穩多了，原來我對同事的某些抗拒，就像早年身處不友善又無法抗拒的托兒所。梳理感受，接住自己的感覺，江蕙台語歌〈甲妳攬牢牢〉（把你抱緊緊）在心頭響起。難怪我對小小孩一直有種懼怕，如果以前生小孩，可能會把他推得遠遠的。之前想透過心理師解開的謎，竟由自己親手解開，心裡有說不出的釋懷，從沒有過的安穩，伴隨虛脫還有疲倦……」

另一位肝鬱寒瘀的病人，把脈時覺得那結成一團的「鬱與瘀」勢必要化開，但需要時間，得先鬆土，慢慢從裡面化了，那滋養才吃得進去。於是我開出常用的家傳驗方，沒想到顯效。

病人回診說：「上回開的助眠中藥眞是太神了，當晚空腹吃下，廿分鐘後，感受到一股平靜愉悅，不追悔或眷戀過去，也不想計算明天、後天該做什麼，總之，就是全然平靜地存在——確認『我就只是活在當下』！坐在澡缸裡泡澡，夜空暗黝，遠方燈火閃耀，而我沒有煩惱，沒有過去、沒有未來……那種感覺很難形容，不是呆喔，西藥吃了就是呆，但這不是。」

她繼續說：「吃了白天的藥，變得較有活力，過馬路的高階，居然能跳著上去，不像以前總是無精打采，彷彿回到青春歲月。一直跟先生說，我變漂亮了；一再仔細端詳，發現原來上眼瞼的泡泡眼，居然不知不覺消退了，非常自然，不像利水藥消腫那樣斧鑿。先生只是回答『喔，比較亮了』，他看不出這些細緻的變化。還有，竟也變瘦了（體重沒變），洗澡時發現後腰順滑多了，有些氣結居然不見了！

「服藥後有些地方漸次出現疼痛感，但不會不舒服；也相對不怕冷，洗澡再也不用怕著涼了。我看了N個醫生，從沒有過這種經驗！這簡直是 incredible！」

從沒有病人如此細膩地敘說，那陳述如詩，令我不禁醉倒，那是一種禪悅，心無染著的清靜呀，不用閉關禁語、不用盤腿坐得痠痛麻，就能到達純淨合一的「當下」……

疾病現前，開啓一段艱險的鍊心之旅，即使有人伴遊，那最深刻的滋味，還是如人飲水，冷暖自知。**「病」不只是病，若能及早體悟，將在這段深度的孤獨旅程中，獲得意想不到的收穫，它不是詛咒，其實是個扭曲的激勵！**

2 心智靈敏、清明

生命總在高低跌宕中起伏，只要願意放下固執僵化的自我，就有機會創造全新的視野，充滿無限可能、生機蓬勃的未來。身心同治、一體提升，人，本該如此被對待、處置。

長年爲婦科問題求診的病人，很開心地說，應該是好了，終於不再爲此困擾。婦科問題夾雜紛擾的感情糾結，剪不斷理還亂。我花不少時間關注她的狀況，坦白說，根結不解，光治病有鳥用。

用藥提拉體氣、排病，剖析實況並予支持；提供具體形而上策略，讓她執行，無非是確保她心有所專。所幸，她配合度夠，大部分均能照做。首先是交了新男友，很好，好好享用愛情的歡愉，接受對方善待；以後如何先不管（不要用頭腦）。

其次，重新開始，這需要全然的放鬆，鬆，而後產生力量。她聽我建議，練習站樁，有時難免偷懶，某次，她想賴床放水時，突然聽到一個明確的聲音：「可是我比較想站樁耶。」嚇了她一跳，這一站，站了兩個鐘頭。還有次心情不好，不想站樁，那聲音又說：「站樁對你好，不要受情緒影響。」像好友默默看顧著。她立刻去站，一站上去，忍不住流淚……也站了四十幾分鐘。

最厲害的是，某次搭計程車，她跟司機說不要找了，意思是零頭不用找了。她踏出車門沒幾步，返身拉開車門說：「你少找我五百元。」這是未經頭腦操作的直覺，依她的性格，多半會想已經下車就算了，回去討錢，多不好意思，因而躊躇不前。那司機還在觀望，沒立刻開走，所以她拿回該得的五百元。

我說：「很好，這是右腦主導的自性（高我、本體）發動的，祂不受情緒、世俗計算障蔽，最是清明而有力量。恭喜你，因爲**體氣提升，拿到身心平衡的鎖鑰，才能與自性連結**。但這狀況會因體氣低落而消失，所以仍要持續站樁鍛鍊身心。」

原定一年一度的國外旅行，她改去內觀禪修。**這是場向內探索的旅程，完整的人才有能量探觸宇宙核心**，那無可言說卻又極其單純的神祕所在……。

另位病患表示，從小害怕自己有靈力，從不主動探索這方面訊息。意外發現，排寒會讓靈性更清明，一併提升能量，直覺變強，有的人開始可以收到來自自性的訊息。排寒不僅讓肉體對寒氣有反應，也對晦氣敏感，只要拋下我執，就能正確解讀來自自性的示警。

臉友分享，反覆耙文後，突然明白近日的情緒原來是排病排情緒。父母偏心，兄姐自私，忍耐多年。十多年前搬出來，斷絕往來，但內心的憤怒怨懟沒有減少；近半年調養排寒，越覺內心清明，對家人的怨氣已近乎零，但年逾四十，已不想委屈自己與他們相處了。

3 不受他人外境影響

往事如煙，卻總如鬼魅般擄獲孱弱的心智，正如排寒，新寒往往帶出陳寒，遇事亦然，某似曾相似的場景、某激突的字眼、某突如其來的衝擊……都可能驟然挖出沉埋久遠的憤怒、悲傷……所有表意識未曾察覺的莫名情緒。

病人說，很難發燒的她，年前竟連燒兩日，咳嗽鼻水連連，左側牙關拘急。左上臂深層骨痛已歷數月，目前疼痛程度降低。

春節沒回娘家，哥嫂總說她壞話，儘管年前她還熱臉貼冷屁股，數度進出加護病房探視垂危的大哥，並掏錢幫他印經迴向冤親債主，仍不免迎來冷嘲熱諷。不知是啥逆增上緣，廿餘年恆如此，母親總站他們那邊，從小她就是受氣包，多年來，這些糾結搞得她憂鬱、甚至身心解離，恍惚置身另一時空，活著眞辛苦。服藥後，她逐漸抓穩自己，偶爾還是恍神，比如明知百香果寒，卻煮成水果茶，全家拉的拉、咳的咳、胃嘈雜的胃嘈雜。

初四、初五，她去朝山。正逢生辰，打電話回娘家，感謝母親生養，並說若有事可找她幫忙。慣性如此，一時難改，儘管早被原生家庭挫磨得體無完膚，幾近崩潰。

母親聽她這樣說，一如往常訴苦，說她這裡那裡又怎樣，只有這時才會想起這個有求必應的傻女兒。

她不動聲色地回答：「你好好保重，我把朝山的功德迴向給你。」

我說：「恭喜你啊，從此擺脫情緒或物質的勒索，沒有你，他們照樣活得好好的——只有當你停止對境投射，業力連動的漩渦，才有暫停的可能。趁喘口氣的空檔，獨照自己。」

完美人生，不是建立在某人的犧牲上，**許多人明爲弱勢，或病或被勒索或被欺壓……實質上這些「苦境」卻反成他們寄寓存在意義的護身符**。他可堂而皇之地懸起這面大纛，聲張委屈。**委屈不是沒有，可這何嘗不是自己所應允的呢？**一旦體悟，願意面對且毫不猶疑地斬斷這團亂絲，就能開啓新契機、琢磨新的對應方式。總要有人開頭，站得較高的人，才有能耐了然這一切。

這是反覆進退的過程，總還有許多要訴說的情緒，她能說得出的幾件事，在兒子耳邊來回叨念，搞到他也受不了。我跟兒子說：「你得讓媽媽說，不然她能跟誰說？只要你hold住，不與她情緒共振，必要時還要她把細節交代得更清楚。就這樣一而再地說，說到夠了，這事就算過去了。」

這不是條容易的路，卻是升級必經之道，沒有火烙的痛，很難痛下決心，奮力告別泥塗。毋有絲毫怨懟，一個嶄新美善的你，必能招引睽違已久的光明。

4 調身調心調神，調體氣改運勢

患者來訊：「醫師強調提升體氣，溫通可以避邪，自能清明除穢。可惜凡夫俗子大概聽不懂，若非親身經歷，難以理解。昔日我體氣最低落時，遇人不淑，身邊小人很多，每個慈眉善目說要來幫我的，事後看來，都是再剝我一層皮！現在體氣提升，小人退散，周遭空氣也清新多了呢。果真轉病也轉運。」

病人說常夢到約會來不及、搭不上電梯、趕不上車、找不到廁所，夢裡一直掙扎、焦慮、挫折，但好像也都沒有放棄努力。像卡夫卡小說裡的描述，永遠困在一個處境裡，無法掙脫，沒有任何人伸出援手。

我說，夢境往往毫無保留地反射出潛藏意識底層的焦慮，那是連內衣都脫掉般地赤裸，無所遁形，你必須提起勇氣，拿出智慧，面對困境。好在「沒有放棄努力」，奮鬥的動力始終還在，目標也很明確，只是如何到達彼處，卻令人摸不著頭緒，況且有時間壓力。在世爲人，總不免有外加的框限，有些必要，有些非必要；重點是如何掌控「主導點」，不受制於人，才是該思考的核心要義。

所謂「操之在己則存」，思考要跳脫現有框架，不必拘限於現實，不被牽著鼻子走，前提是體氣夠強。體氣足，膽子壯，大可創造其他條件、提出不同方案。

運勢差的時候，通常也瀕臨亞健康邊緣，才會頭腦打結，看不清出路，也聽不下別人明智的建議。旁觀者清固然沒錯，不過體氣差時，因低頻共振之故，經常撞「鬼」——反而六神無主，容易被鬼打牆的狗屁倒灶建議拖著走，原地打轉、撞牆……勢所難免。

《易經》訓示進退之機，有時該退藏、醞釀、準備，留得青山在，不怕沒柴燒；待精盛神足體氣壯時出手，此時行動，勝算在握、差池較少。

我的建議是，先好好調身、調心、調神，體氣上來，視野不同以往，會有新的看法與作爲。眼下有些具體作法，比如過渡期如何統籌資源、撙節開支、如何提升自己，按部就班，仔細籌謀。心安定下來，就沒什麼好慌的了。

心靈診療室——

體氣低落，意外？不意外！

Q：所謂意外，是內心創傷的反應，對嗎？同事上週臉色有異，翌日突然收到行政調職（連動性調職），今天就在公司跌倒了，我直覺是由內而外的挫折所致。反思過去意外受傷，其實都不是偶然；背叛自己的心，才是主因，不管恐懼失去什麼，都沒比失去自己來得可怕。覺知、接納自己的感受，才有生路。

A：許多狀況確實是自己的設定。有一年工作範圍與內容即將有小調整，我先一步患上蕁麻疹。或者說，根本沒有意外，其實早有因果，只是內心不想面對。**意外常發生在挫折前後，即體氣最低落、最背的時候**，請謹記：人生重大決定，諸如買賣房子、締約、投資、婚姻、轉職，切忌於此際進行，腦袋不清楚、意志不堅定，常受人蠱惑做出失誤決定，日後痛悔莫及。此時，最好去內觀，修養身心，徐圖再起。

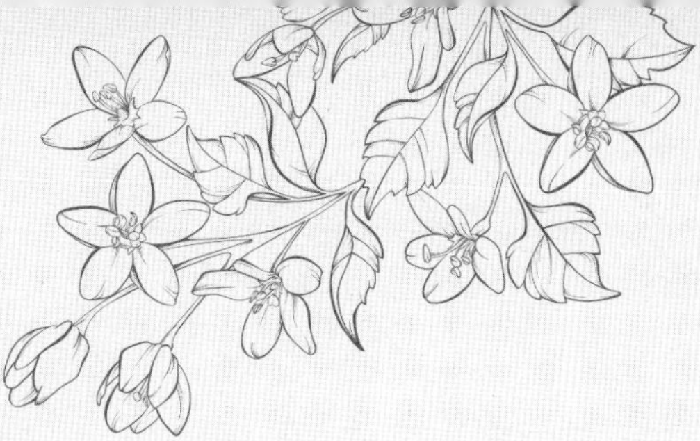

第十章

心熱身暖百憂解

體氣衰弱時，
情緒與想法很容易跟著陷落，
再多的學問都幫不上忙，
只有提升體氣，
書本裡的智慧才使得上力。
總之，戒絕生冷寒涼、排寒、
注意保暖，如此而已。

一般認定的「病態」：諸如打噴嚏流鼻水、頭痛發燒、各種皮膚癢疹等，都是身體能量調整的過程，毋須治療，更不能壓制，只須給予支撐，待流程走過。

症狀消失，不代表「痊癒」，眞正的健康必須植根於身心平衡，不僅止於消除表面症狀。身心恆處動態平衡中，生理上，覺得冷就加衣，熱了脫衣，總是追求最佳平衡、相對舒適；心裡也可能時而鬱悶，時而歡喜，總在起伏中追求相對自在，這就是身心的實相。

臨床證實，提升體氣不僅有助排寒，也能讓鬱積的情緒自然代謝，甚至到達更高頻率後，邪祟、宵小也無從近身了。

一 溫養提升體氣之道

1 當日寒氣當日排、不留隔夜寒氣

新寒恆是清不淨，若能謹守生活細節，遵十二字箴言，注意防寒保暖，當日寒氣當日排，如此新寒不致迭加；一旦體氣提升，便有餘力清除沉積體內的萬古陳寒及鬱積胸次的心結舊傷。

解縛的身心變得非常敏感，警報器全面打開，一有狀況立即反應，便不致壅積成宿疾。若在疾症初起，即予表散，疏通邪氣，便不致遺留後患。這樣的治療思維，前提爲體氣不衰，方能給予足夠的能量，溫通讓身體自行運轉，待症狀走過，升級爲新的平衡。

瘦槁者排寒，務須不忘補液

排寒必兼顧陰陽，過汗傷陰血。只知排寒，不知提升體氣、解開心結，只會越排越累。

病人說，罹患乳癌的姑姑，發現時就決定不開刀，遵循十二字箴言，排寒並看中醫。常跑法會，罹病後，法會跑更勤，上班穿兩雙襪子，下班穿三雙襪子，更買遠紅外線太空艙，加強蒸汗。但乳癌超過半年，已轉成第四期了。她四處幫人，單身未婚，常捐款給不同的道場、法王、法會等。大家都覺得她是大好人，不懂她為何患此病。數月不見，她竟變得骨瘦如柴，面色蒼白。

我覺得她心結很重，不愛自己或覺得不配被愛，一生用來討好別人，卻沒往內觀照，這是致命傷。人會生病，尤其癌症，必然內心有很大的空洞，不是任何人能填補；必要她有所覺察，跑法會只是形式，內觀才能完全面對自己，無所遁逃。

排寒有很多搭配手法，發汗不能忘記補液，米油滋陰養胃；有形的滋養也能溫暖寒了的心，煲湯或喝枸杞山藥紅棗粥也很好。此外，應視個人狀況，尋醫請益。

除風散寒解瘀結，勿輕忽交節轉換的力道

有一年閉關期間，爸爸出了事，幸好處理得當，未釀大禍。節氣大雪，他正午睡，僅外勞在家。鄰居黃某按鈴，說要找阿公，她報以阿公午睡；那人竟直入內室，推門驚動老人。父親只好起來，與他閒聊一個多小時。此君西醫派，年前喪偶，其妻胃癌過世，迄今未走出陰影。下午，父親出門理髮，並與外勞在捷運地下街走了一段路。

當晚不得了，發燒、接連嘔吐，還水瀉一次。感冒藥吃畢，妹妹幫他刮痧，再吃十幾顆小丸，睡了下去；一覺起來，汗出嘔止，熱退身安。當時弟妹很緊張，連絡不上我，所幸臨危之際，做了正確選擇。小哥拿了罐葛根芩連湯和一包小丸，還好妹妹吃過小丸，捨葛根芩連湯，算是押對寶。父親吃了小丸，才有體氣排寒，燒不必退，只要給足身體能量，自會尋出路散佚。

第二天體虛，狀況還好；第三天右側臉（頰、耳、眼）發紅，肩頸拘僵浮腫，血壓逾兩百，這是中風前兆。前一年曾小中風，當時處理得當，未留後遺症。幸好服藥（感冒藥，少佐葛根芩連湯）、刮痧得當，肩頸鬆開，血壓就降了。翌日右側臉緋紅漸退，換左側臉紅。我回家爲父親下針，只餘左耳及頰側微紅，左耳微硬，舌苔白微黃厚膩。

危險期算是過了。

內觀第四晚鎮夜無法闔眼，我極敏感，不知發生何事？心想大雪節氣，不會出事吧？翌日請求代打電話回家探問，慨蒙允許，結果無事，家人要我安心閉關，不想旋即出事。

此乃寒氣晦氣交加，黃某竟直入內室，父親受驚氣斂而醒（他極早起，習慣午時補眠），可能黃某亡妻的靈也跟來，不然正常人行事豈會如此莽撞？下午理髮吹冷氣、出外走路，受了風寒。**雖說暖冬，大雪節氣不見寒，但交節轉換的力道仍在，體弱老人須格外注意**，別看前一刻還好好的，有個風吹草動，很可能就不成樣子了，所以也不要隨便接觸外人。首日燒退嘔止後，老人疲憊，未即時進用提振體氣的藥，兼餘寒未盡，才會發生頸動脈小栓塞的後續症情。

父親說，很多人是冤枉死的，這狀況送去醫院，光是冷氣、點滴就夠受的，傷了心臟腎氣，後遺症就跟著來。見燒即退，搞到體氣大衰，身體不再起任何反應，就成了陰證。

其實只是簡單的物理，除風散寒解瘀結，命就撿回來。平日總得多學多看著點，否則臨危之際，只能操之於人，束手無奈。

2 遵守十二字箴言，減輕身心負荷

排寒族飲食須遵守十二字箴言：戒絕**「冰冷寒涼、燒烤炸辣、濫補濫清」**。不吃任何低於體溫的食物，包括常溫水果或涼性食材；燒烤炸辣助熱動火，尚在調理階段，少碰爲妙；而中藥調補必須有軌有則，未經辨證，隨意濫補濫清，更是增加身體負擔。

排寒是治未病的寶筏，這套以簡馭繁的方法，將複雜的病因病理，化約爲疾病初萌的前行因素——寒氣（風寒溼雜揉爲病，統以寒氣概之），若受寒未解，入裡爲患，比如化熱（急慢性發炎），再失治誤治，一味壓制，終將爲禍百端。

不到五十歲的病人，血脂、膽固醇與三酸甘油酯皆高，還有輕度脂肪肝。她問：「我吃得很清淡，也沒什麼不稱心的事，爲什麼還有這些問題？」

我說：「妳心裡有難以宣洩的憂傷。我雖不知是什麼事件，但顯然你還沒完全從痛苦中解脫，它仍纏繞著你。」

她頓了一下說：「是沒錯，不過也十幾年了……」原來她生產時血崩，緊急割除子宮，時年卅二歲。這個虛證一直帶到現在，舌質暗紅微紫，一派缺氧，舌面苔白膩，卻是溼熱瘀積，左側卵巢，有兩、三公分的囊腫。

朋友鼓吹她吃健康食品，說吃這補〇〇，吃那降〇〇，每個月花七、八千元。我說：「那個錢，就像水灑在沙漠裡，杯水車薪，根本起不了作用，只是吃心安的。」

河道充滿垃圾，不必撿拾，只待颱風、大水一來，垃圾就能沖刷乾淨。人體亦然，我們欠缺的是颱風天的大水——氣血。能量一旦提升，人體一氣通行，什麼高血脂、皮膚病、血壓問題、甚至腫瘤，都能清除乾淨，這才是正規治理。

東吃西吃，只怕製造更多垃圾，能量沒有提升，吃了也是白吃，在未病——還沒有明確病徵出現之前，頂多某些功能運作失調的階段，趕緊根本調理，從癥結救起，才是治未病的大旨。

不寧腿症的臉友分享，患此症已廿、卅年，試過各種醫療或偏方，皆無法安睡。戒寒涼食物和生冷水果，約一年半後，竟不藥自癒。僅僅遵守十二字箴言，諸多臉友與患者，以身試法，實踐了自我療癒。

病人分享：「最近發現當我無意識少食時，身心排寒更加明顯。三不五時從骨縫、小腿脛骨旁胃經不斷冒出寒氣。每當壞情緒升起時，又開始想多吃，而且想吃的竟然是較冷的蔬菜，如龍鬚或麵食（我已不太碰麵食，因爲一吃會累到不行、筋緊、跑廁所或吐）。吃完以後，常會嘔吐或發冷，而且汗流不止，不是因爲熱，而是排寒的感覺。我很納悶，明明身體已經習慣排寒，為什麼情緒不好時，還會再反向操作？」

我回答：「無形的負能量帶入有形的負能量，互相牽引，再一湧而出。主要是負面情緒讓身體質量水平降低，才會想吃那些能量高時不想吃的食物，體氣提升時，有形無形積寒就會一起排出。」

臉友說：「認眞實踐十二字箴言，也能穩定情緒，笑看鳥事鳥人，若察覺情緒易波動，就知道自己受了寒，可以很快補救。」

體氣提升時，確實連心境都跟著轉變，許多病人都有類似經驗。以下是恐慌症患者分享：

「入春以來，我已暫停水藥，仍感覺體氣一天天增強。若不小心掉進負面想法裡，可以很快把自己拉出來，與負面想法切割，回到現實，繼續努力，不再恐慌，這對我來說眞的很神奇。以前很容易掉入恐慌的泥沼無力自拔，現在把自己拔出來的速度越來越快，面對焦慮，也越來越能果斷與之切開，現階段的我眞是脫胎換骨了。」

體氣衰弱時，情緒跟想法很容易跟著陷落，再多的學問都幫不上忙，只有提升體氣，書本裡的智慧才使得上力。總之，戒絕生冷寒涼、排寒、注意保暖，如此而已。

3 外治手法疏通淤滯，有助情緒排放

許多外治手法，諸如泡腳、拍打、按摩，皆有助啓動排寒；配合東方式運動，如站樁、瑜伽、拉筋、導引等，讓人放鬆，體內眞氣運行無礙，便能將沉積的寒氣、情緒向外排放，並照見自己。

一向定期刮痧、拔罐的患者說，有時做完，心裡會有鬱悶的感覺；嚴重時，甚至一邊刮痧拔罐，一邊覺得憤怒——這也是情緒的排解。

臉友分享，原本疲憊不堪，練完一套瑜伽體式後，竟覺得精神滿上來，沒吃什麼也不覺得餓，原來只要給身體一點空間、一點能量，就能大幅提升體氣。

瑜伽體式能鬆動少用的肌群、關節，感覺卡緊在筋膜間的老舊情緒，紛紛排出。面對以往會形成壓力的事件，感覺從大椎穴排出一股熱氣，然後又可以安住其中。甚至曾在大休息式時，浮現很久以前的傷心事，那一整個禮拜，他天天被噩夢驚醒。

很多患者回饋，光練習站樁，就能啓動排寒，讓感知變得更精確敏銳。面對這種情況，應保持平常心，不必執取，看著它過去。

臉友近日練習站樁，從每日十到十五分鐘開始，目前可站約廿五分鐘。他發現感知

更靈敏了，有兩三次預感都獲得印證，似乎可以預知即將發生的事，身體清明，接收的訊息就更清晰。入秋後暫停的排寒，好像又啓動了，身體左半邊較明顯，左拇趾疼，左肩明顯緊繃等。做好保暖加上站樁，藥量也能慢慢減少呢！

事事要求完美的患者問：「工作上案件發展不如己意（正義感驅使，自認理應往預設的方向發展），內心即刻波濤洶湧，猶如燜燒鍋，情緒無從渲洩。瞬間左腹滿脹，胸悶，沿著左脈，心臟後方，頸部到左眼，極不舒服。我想情緒波動根結不解，吃藥也只能緩解。目前只做到覺察，尚不知如何轉念、轉化情緒？」

我說：「左脈與靈性層次及情緒有關。情緒激盪，失去平衡，泡個腳或澡，關注呼吸，慢慢就能恢復正常了。這些簡單的外治手法，不僅對身體排寒有效，對治情緒鬱結，同樣大有助益。」

臨床處方箋——

如何降肝氣、養肝陰？

肝為風木之臟，性喜條達，如山林之木，欲其舒發，自然成長。現代人生活壓力大，每每形成肝氣鬱結、肝陽偏亢（交感神經偏盛）。肝氣易於引動，怒則氣逆，容易引發意外。以下幾個方法，或可稍解鬱悶。

1 **每天敲膽經**。

肝膽相表裡，膽經走體表外側，雙手下垂，皆屬其路徑。握拳由上而下輕捶之。

2 **睡前泡腳**。

冬天可酌加薑汁或薑粉，熱水浸浴，並揉按拇趾、二趾岐骨縫間的行間穴及內踝間上三寸處（自己的手橫放，約四橫指寬）的三陰交穴，養血柔肝，兼舒肝氣。

3 **酌量吃些金針、蓮子、小米**。

金針味甘性涼，入肝、腎經，功能消食、利溼熱，寬胸膈，安神健腦、降血脂，具催眠效果，尤適合溼熱鬱蒸型肝病引起的睡眠障礙。馬光亞老師常在肝病方中，以金針入藥❶。蓮子養心安神，小米鎮靜安眠，可酌量食用。

4 保暖增溫，改變心性

無論實質、情緒、邪穢所致寒氣，都令血管神經筋脈肌肉拘急收緊，形成阻滯點，久之甚至結瘤成癌。盛夏久居冷房、出入頻繁，不免寒氣羈留，排寒族須特別提防無所不在的冷氣。

臨床發現，平時注重衣著保暖的患者，服藥效顯。所以我一再提示保暖的重要，勿以其無當下明顯影響而掉以輕心，須知寒氣積累，小則影響心性，大則轉成重大疾症的前驅因素，萬勿以其之輕微細瑣而忽視。溫通有助梳理百脈，衣著的保暖原則要感覺「溫暖」，而非只是「不冷」，另可搭配溫灸或晒太陽，招引正氣，有益身心排寒。

病人說，今年更「知道」冷了。只要身體一冷，馬上感覺不舒服。不趕快設法讓身

❶可參考拙作《病從排寒解》之「忘憂湯」食譜（第兩百四十七頁）。

體溫暖起來，會一直想發脾氣。這陣子都是背冷，即使其他地方溫暖，只要背一涼就不行，身體溫暖才會覺得身心都舒服！

她是基督徒，一向自恃爲人正直誠實，品格高尙。近日卻看到自己的本相及過去卑劣的行爲，多年陳封的記憶及感覺湧上心頭，內心強烈不安。霎時發現，就如牧師常說，我們不過是罪人。排寒之路，除醫肉體的病，連心靈深處都能一一清空，很是難過的階段，願早日脫離。

另位臉友分享：「排寒保暖，實踐十二字箴言，調整生活習慣及心態，越來越能靈敏覺知身體的信號。一次，同事藉故對我亂發脾氣，說話還氣到發抖，之後告知，他還因此氣喘發作。而我竟對盛怒的他沒起任何反應，只可惜我的溫暖（保暖）還無法感動他人。」

還有臉友說，大熱天出門，全身包緊緊，雖老被用異樣眼光看待，但體驗過排寒的好處，也就覺得無所謂了。而且家人一致認爲排寒後的她，變得很好相處。

我蒙古朋友也說，她先生自從保暖排寒，短短一個月，體重減了，腰部和腎臟也不痛了，而且心情非常好，都不會生氣呢！

自小氣喘纏身的患者說：「還未給李醫師診病時，只加強保暖，尤其用吹風機吹腳，超級有效，能讓氣喘在短時間內緩解，而且每次都咳出超多帶有黃、橙、橘、粉、綠、咖啡等顏色不一的痰。隔天能正常生活，沒有以前氣喘發作時的情緒纏綿，有種重生的感覺。」

用這套方法面對疾病，她變得不再怪東怪西，怪天怪地。最近一次呼吸聲類似氣喘發作，卻不似過往越來越急促且有窒息感，而是馬上嘔咳出濃稠白痰，呼吸隨即順暢，且不知不覺就咳著睡去。一早醒來仍有濃稠白痰，已無喘鳴聲，呼吸如常。她太愛身體這樣的鬆軟，第一次眞心喜歡咳嗽，每咳出一點，呼吸就深一些，頭腦也不會昏沉，眞正感覺輕盈、舒暢與美好。

5 體氣提升，得以很快「看見」

患者問：「可以買整罐當歸四逆湯來吃，當日常保養嗎？」我答：「要保養什麼？藥不能這樣吃！」她突然警醒，也被自己提出的問題嚇了一跳，發現這是小我作祟。回想過去亂吃成藥，出了差錯，如今猛然掀起，才有機會看見緊緊抓住的是什麼？

這是人性之常，妒恨、貪婪……哪怕一絲絲的起心動念，皆如火炬燭照，我們須時常「看見」。看見別人，用以警惕，比較容易；看見自己，用以戒懼，更爲困難，因爲除了「看見」，還需要面對的勇氣。而體氣上來，得以很快「看見」自己。

許多臉友都回饋，排寒到一定程度後，會很直覺發現「何人何事何地不對」。**身體的反應常先於頭腦，多觀察身體，而非用頭腦算計**。不合時宜的累世宿習，終因「清楚看見」而消融清理，去除陳垢膩濁的靈魂，才能清晰地開展自己的面貌。

二　強化心腎軸，有助穩定身心

中醫認爲腎主「志」，一切事務的起動、發展到完成，以及終極的持續，沒有堅持到底的「志」，無法畢其功。孟子曰：「持其志，毋暴其氣」，透過強化腎氣，鍾鍊心志，繁榮興盛唾手可得。

所謂「志」，也就是意志力。腎氣不足時，意志力比較軟弱。例如早上習慣賴床、無法準時上學或赴約、上班老是遲到；或無法拒絕誘惑、容易被騙遭蒙蔽，無法面對現實；沉迷電玩、酗菸酒、賭博、上網攀緣遊逛、性生活過早過度、言談無根且思想無窮（上色情網站、手淫、作白日夢……），這些行爲耗傷腎精腎氣，形成惡性循環。

或者，歷經重大打擊，比如事業失敗、失戀或喪親，導致意志消沉，由於悲傷肺，肺氣與腎氣相通，致使腎氣虛損，從此一蹶不振。

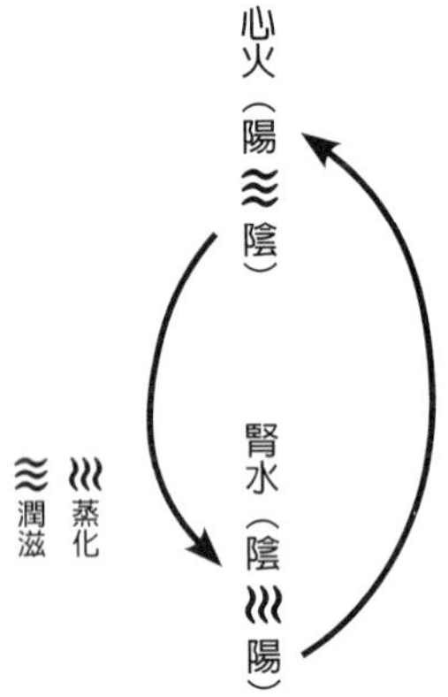

心腎相交❷是衰旺轉化關鍵

體氣衰弱者常處在心腎不交的痞隔狀態，往往由生理上的長期虛煩、失眠，淪落爲心理上的失志、無所作爲，所以腎氣強弱是運勢衰旺轉化的關鍵。

心腎相交，而後帶動全身氣機升降

五臟六腑相互影響，腎氣腎精若要發揮最大效值，首須心火協調共濟。心爲陽火，火性炎上；腎爲陰水，水性潤下。原本物理力兩相離，惟腎中藏眞火（腎陽），這是生命中樞先天俱有的元眞之氣，腎陽可蒸化腎陰，蒸騰的水氣上升至心，把心過亢的太陽火下引，共同蒸騰腎陰的水；如此循環往復，心火下降入腎，與腎陽一起溫煦腎陰，腎水因此不寒；腎水上濟於心，與心陰共同涵養心陽，心火因此不亢，形成動態平衡，帶動全身氣機升降。

精血相互資生轉化，奠定心腎相交的物質基礎

心主血，腎藏精，精和血是維持人體生命活動的必要物質。精血皆源自飲食水穀，兩者相互資生與轉化，血可化為精，精亦可轉為血。包括水穀之精（吸收轉化後的營養物質）與腎精，前者透過心肺的氣化❸，化為血液；後者腎精生髓、與肝木同源，皆可生血。而血能生精，精主要藏於腎，日耗所需須賴充足的血液轉化成精，血虛精亦虧。

❷推湧泉穴，有助心腎相交。可參考拙作《病從排寒解》第一百六十頁。

❸飲食入胃、心肺氣化。《黃帝內經．素問》〈經脈別論〉：「飲入於胃，游溢精氣，上輸於脾，脾氣散精，上歸於肺，通調水道，下輸膀胱，水精四布，五經併行。合於四時五藏陰陽，揆度以為常也。」飲食入胃，經胃氣轉化，產生的物質由脾接收，運輸於肺，經肺氣的肅降，分布到各個臟器組織。六腑分清別濁，清者納，濁者棄，使氣血津液四布於肢體，五經並行血脈，廢料排出體外，完成津液布散的全過程。

上滋下潛的動態平衡，為健康之關鍵

水火既濟，全在腎陰精上承，以安其神；心陽氣下藏，以安其志。心藏神，腎藏志，前者爲生命活動主宰，神全可益精、馭精役氣；後者主志，爲神氣之本，能生髓入腦，積精可以全神、化氣生神。這仍是上滋下潛的動態平衡概念。

上滋下潛的動態平衡，關鍵在腎陽，此少陰之火蒸化腎陰，上滋心火，將之下引，歸藏入腎，得以溫養腎陰，循環往復，臟腑賴之溫煦氣化而運行無礙。

而腎作爲封藏之本，前提是腎精飽足，不隨意耗洩；可現代人熬夜，作息失調，腎精早已虧竭，腎陽升發無力，腎氣一弱，五臟六腑勢必跟著出問題。

腎氣不足，根性難改

患者說，負責接小孩的先生總是遲到，屢勸不聽，害她對老師很過意不去。自己一向守時，對這種不把別人時間當回事的行徑，很受不了。早在婚前，他就曾讓她等四小時！四小時耶，不是四十分鐘！

這是根性，根深柢固的宿習，如塗抹水彩或油畫，累世層層薰染所現。這怎麼改？若無善機緣，得啟慧根，讓他照見原形，早已薰蒙的心眼，豈能了徹一切？一般人也就因此隨順業性，輾轉沉淪，同樣的戲碼一演再演，絲毫不知厭膩。

喜歡攀緣的，照舊不時往外抓取，填補內在的匱乏與不安全感。吃著碗裡，看著鍋裡，眼裡心底可忙著。喜歡誇言者，言之夸夸，麗辭藻飾，說得天花亂墜，卻無執行落實能力，始終如穿花蝴蝶，在人群中飛舞。

孔孟曰不二過，可哪有這麼簡單？這得要幾輩子的痛悔薰習，才能稍稍撼動那沉埋在底的根基。那麼容易改過？若真如此，就是聖賢了。對凡俗之人，還是不要妄抱貪念，更別高估自己的影響力，誰能改變誰呢？沒有。連自己都糾正不了，卻還瞅著他人？算了吧。

「物以類聚，人以群分」，若對偶然冒出水面的「根性」有絲毫警覺，人世間的八點檔就不會接連演不完。老實說，所有的劇碼都是自己招惹的，**歹戲之所以拖棚，不怪任何人，只怪自己不信任第一時間浮起的「直覺」**，那是最原初、未經世俗洗禮的「探照燈」。

這個人對不對、有無必要讓他進入你的生活圈、甚至生命裡？通常直覺會告訴你，而玄的是，馬腳也不會密不通風，只是偶然透露的一點訊息，是否足以讓你警醒，抑或得待日後，嘗夠教訓，才會痛醒？

節用腎精，掌握「堪用」常度

中醫思維裡，保持身心、動靜、勞逸、飲食、情志等各方面的和諧，是健康長壽的根本，這些平衡一旦打破，逾越了「度」，人體就會生病，所謂「生病始於過用」。比如久坐、久臥、久站、久行、久視，都會導致相應的疾病；過食酸甘辛鹹，也會影響不同的臟腑；過度的喜怒憂思悲恐驚，會損傷相應的臟器等。生活中同樣也有「過用」腎氣、腎精的狀況，這些「過用」對健康產生什麼影響？如何掌握「常度」呢？

由於個別條件的差異，每個人的「過用」與「常度」無法類比，有人可以輕而易舉扛起一百斤，有人恐怕連拿十斤都有問題；若再加上時間因素，同一個人，廿、卅歲能扛一百斤，到五十、六十歲，再扛一百斤恐怕就要受傷了。所以，「過用」與「常度」也是個動態、不斷調整的指標。

醫家張介賓嘗言：「故善養生者，必保其精，精盈則氣盛，氣盛則神全，神全則身健。」積精全神，積累、固護人體之精氣，精氣爲人身之本。前提是節欲安神，道家經典《通玄眞經》亦託老子言：「嗜欲者，生之累也。」

生活各層面，只要嗜欲深者，都不免耗用腎精、腎氣。以「腎主生殖」的人之大欲而言，飲酒飽食後、久病、重病、體力羸弱時，都不宜再行房事之勞。《濟陰綱目》：「求子貴養精血」，保精之道首要「節欲」。然現代人不僅「醉以入房，以欲竭其精」，甚且早在青少年時代（亟須讀書耗費腦力時）即有實質性行爲；及至晚年腎氣虧損，更忌諱臨老入花叢。

其餘如權力營謀、事業擘畫、人事往來……最好都能清楚掌握恰當的「常度」，才能長保精神。明乎腎氣、腎精的作用，在寒冷季節，請務必撙節運用，好好長養固藏，捱過酷寒谷底的考驗，來年春天開拓的季節，就有足夠的能量，一展雄圖了。

剝除性意識的迷思：開發海底輪，豐富生命的各種可能性

人體中軸由脊椎貫穿，維繫所有動能和靜能的平衡，沿著這條軸線，分布幾個振動中心，海底輪（根輪）是七個脈輪[4]之首，由它帶動其他脈輪的發展，重要性不言自喻。

海底輪孕藏生命最初的感覺與推動力，潛藏生命中最具威力的能量，主掌與肉體及大地的聯繫，精力、安全感（各種認同議題）、熱情與信任、所有物質資源（房子、工作事業……）。

老子說，玄牝之門天地根，性的能量（腎氣）推動萬物生長，也是所有創造的源頭。若這股能量未受重視、未徹底開發，能量的阻滯會成爲人無法盡情開展的隱晦障礙。

華人社會一向蔑視輕賤性能量，造成多少扭曲與壓抑。平衡這股能量，不過度壓抑或濫用，除能享受生命的美好，根植大地，堅忍持續開創豐饒的物質。同時也能從蘊藏累世家族議題的寶藏中，從灰燼中復甦，追求靈性重生與覺醒。

這股能量在宇宙和我們體內流動，請相信這股創造萬物、供養萬物的神聖力量。並確認：

我被愛環抱，我安全、並且被保護。

我釋放所有的匱乏感，宇宙無限豐盛地支持我的存在並滿足我所有的需求。

我與宇宙萬物合一，我以正面能量連結大地之母，

我是根植與落實在地球上的純淨靈魂。

排寒固腎，才能頭好壯壯——案例分享與李醫師評釋

病患欣喜若狂，急著報告實驗結果：

我自幼愛書，國小時，可以整天在家乖乖看書。可惜無排寒觀念，發育期喝太多冷飲，加上飯吃不足，常餓肚子；高中時，嚴重失眠，再也念不了書！面對書本，腦子一片空白，精神渙散，打哈欠、流眼油，怎麼就是進不了腦袋，眞的很痛苦。同學師長都以爲我很混，我不服氣，更用傻勁，經常讀到半夜一兩點，可是隔天考試依然慘兮兮。唉！就這麼長期處在被看不起的歧視裡。我不只一次向上天祈求，保祐我恢復健康，好重拾書本。

讀書要能理解吸收，仰賴的是腎氣與陰血，缺一不可。抹了薄荷棒，精神潰散，趕緊長袖衣褲、襪子各加兩件，神識才又慢慢聚攏。大約是我**氣血尚差**，**唯有杜絕寒氣**，

❹脈輪是人體能量匯聚處，七個主要的脈輪，位於身體的中軸線上，由下而上，分別是海底輪、臍輪、太陽神經叢、心輪、喉輪、眉心輪和頂輪。

讓身體不額外花費能量去防寒，才能讓氣血為腦袋所用。

關於陰血，我的經驗是有幾次喝完補血藥，做好保暖，開始讀書。一開始注意力尚可，約一小時後，感覺腦袋變得靈活，思緒清楚，書讀來很順暢，我猜是藥性已吸收轉化爲腦袋所用了。我想只要持續排寒、補血，重拾書本的心願不遠矣！目前氣血尚虛，注意力只有短短三、四小時，便慢慢衰退，但比起從前很辛苦也只撐卅分鐘，已經很感恩了。

歸納讀書的禁忌：

1 剛吃飽飯一小時內，嚴禁重度耗腦，避免腦袋跟脾胃搶血，造成消化不良。

2 氣血水平太差時，如經期應儘量避免耗腦力，原理同經期洗頭，易引氣上行，導致經血逆亂，下行受阻（即腦袋跟子宮搶血）。上次經期，捨不得放下書本，硬是讀了四小時，結果經血驟停。

坊間補藥，只會補，不會排，所以補到一定程度，就補不進去了。一邊排，讓身體騰出空間，能量才能持續補入。陰邪在裡，即使人參鹿茸也罔效，還形成躁擾陽亢。

李醫師評釋：

腎主藏精，藏，即封藏、蟄也。精乃建構人體和維持生命運作最基本的物質，是生命之源。一般生活所見，如味精、雞精、精油，精，意味提純後精煉的精華。腎精亦如是，透過三焦和肺氣、脾氣的運作，散布全身，實質展現爲男女的精液、血液、女人的奶水與月經以及隨年歲流失的膠原蛋白，還有五液（淚、汗、涎、涕、唾）等。

腎精來自父母的先天之精，加上熏蒸水穀精華所產生的後天之精，這極珍貴的物質在生命過程中，進退消耗，迭需補充，若入不敷出，不僅左支右絀，甚至寅吃卯糧，就會出現案主所示種種不敷使用的狀態。

腎精爲髓海所需，讀書思考創造（有形的生殖與無形的發明），所有傷神之事莫不消耗腎精。在能量有限的情況下，若某處耗用過多，則妨礙正規身體運作。例如，在大排寒、感冒、大考或術後，能量過度透支，以致經血可能減量或驟停。今人但知消耗，不知撙節開源，匱竭乃勢所必然。

飯後應避免運動、生氣、洗澡、工作或泡腳等活動，可緩步休息，好讓氣血專用於消化，以免妨礙腸胃吸收。

現代人生活形態冰寒相加，不知溫通血脈，整體能量下降，陽氣虧虛，陰精耗損，形成標準的失敗人生、魯蛇製造溫床。

面臨重大生命考驗或創傷事件時，也正是機體極度耗費能量之時；若不知保暖防寒，機體始終要抽調部分能量來排除寒氣，試問還剩多少可資運用？

許多「病」只是能量不敷運用所致，排寒升陽加上固護腎氣（腎精），避免任意耗散，假以時日，必可改變人生及其生命狀態。

福德因緣成熟，貴人自會現前——案例分享與李醫師評釋

一旦開始排寒，能量自轉，周遭一切氣場也隨之改變。啓動清理，業力自轉。來看看以下這則親身經歷：

> 先生的運途從單身時就很差。他年輕時，不曉得是手淫過度還是做事不上心，以致好運用光，一直都是衰人，好事輪不到他，莫名其妙的衰事總找上他。加上肥宅外型，丟在路邊也不會有女人多看他一眼。跟我交往後，個性大幅修正，衰事總算減少，運途卻依然凝滯不前。明明部長超級賞識他，但多年來每要升遷，總是卡在總經理那關！

懷孕後，部長擔心先生對升遷之事灰心，每年幫先生大幅調薪，還不斷勉勵他要有信心；直到兒子一歲半，總經理那關總算過了，先生升主管了。

懷兒子前，下腹常態性冷痛，一個禮拜要痛五天，休息兩天後復痛，周而復始。生氣或受驚嚇後更痛，幾乎天天在疼痛中度過，偶爾會痛到想輕生。出門吹不了風，一吹風就感冒，還有嚴重的經前症候，大部分時間都在臥床。出不了門，做不了家事，胃口很差，一餐只吃得下半碗飯。

後來小弟因爲妒恨爸爸疼大弟，禁止我再跟爸爸與大弟接觸，在LINE裡面嗆我，如果我們夫妻還繼續跟我爸與大弟接觸，就要把我們當畜牲。這話嗆得我痛心地在床上躺了一週，起不了身。卻也因此被嗆醒了。不知從哪長出力量，內心不斷吶喊，我要屬於自己的親情，我要創造自己的親情，再也不要當乞丐與流浪狗了。就這樣，我鼓起勇氣懷孕。

離奇的是，懷孕後，我開始不怕風，不感冒，下腹冷痛也消失不見，有能力外出逛街買菜，只是痔瘡痛得要死！兒子在肚子裡發育良好，拍4D超音波時，看見他對鏡頭甜甜一笑，讓我頓時安心不少。

李醫師，接下來這段是寫我當年的眞心話，一個福報與因緣未成熟的門外漢最粗鄙的見解，希望您看了別拍桌把我趕出去呀！

孕前不只一次在媒體聽聞您的大名，求醫若渴的我想了解醫師的思路，上網查了查，排寒？那是啥？臉友很團結地護著您，這是什麼團體？小時候媽媽迷信宗教團體的恐怖經驗，以致這類群體意識最令我生厭，當下就把網頁關上！

直到兒子兩個多月大時，我下腹冷痛又隱隱約約復發，吹到風就痛，感冒也是，我慌亂地想，萬一舊症復發，我怎麼照顧孩子？一天我查閱中醫資料，看到您對黃耆的精闢分析，您用「躁擾」形容誤用、過用黃耆的副作用，當下覺得太驚豔了，這位醫師也形容得太傳神，中醫底子看來挺深厚，總算找到有 sense 的醫生，定睛一看，竟是大名鼎鼎的李璧如醫師！天哪！我以前鬼遮眼嗎？竟錯過這麼久！

耙文時，看到的文章都是我當下碰到的難關，不禁又驚訝一次，天哪！爲何之前看您的文那麼無感？之後追蹤臉書，每當我缺什麼您就寫什麼出來，超神的！我後來想，網路上要搜尋到正確且有益的知識，也需要一點福報拱出那分機緣吧！之前對您無感的那段日子，的確是我最衰的低潮，破財、小人、愛犬往生，靠著努力、行善，才慢慢走出來。後來機緣成熟，我才能在您的文中看到我的卡關及解決方案。

被小弟難堪嗆醒，是因爲兒子急著要來了，若沒有好好跟娘家斷乾淨，兒子豈能平安來到世間？只要他們翻臉，隨時有流產的可能。

兒子自帶便當，爸爸連年調薪又升官；兒子自帶醫生，以往對李醫師無感的媽媽突然信服；兒子自帶能量，所以媽媽懷孕後所有老毛病全部消失。產後舊疾快要復發，也能及時認識李醫師，讓全家走上排寒之路。

一環扣一環，一關扣一關，就這樣有驚無險走到現在，這是我人生中最奇幻的一段旅程。平靜度日的希望、身體復原的希望、生子的希望，從前不敢想的，竟都慢慢實現了。

李醫師評釋：

寒氣這股陰寒能量，若不好好處理，會形成人生中的重大障阻，可一般人寧可外求，求神求高人求靈物（水晶貔貅之類、各種吃穿掛用的開運物件），卻不知反觀自省，從根本做起。

首先，寒氣閉鬱身心，伸展無權之下，**日久逐漸具體外顯爲表象的種種障礙**，不通則痛則礙則阻，此理證諸於身於心於外象，自然皆通。

其次，投石入死水，必然掀波，產生某些事象上的變化，如果**走上排寒的路，溫通**

化氣，那麼這股正能量就會是催化向上的原動力。

命運就從這個轉捩點開始扭轉，溫暖呼召光明，體氣提升，自身狀況改變，周遭一切隨之亦變。自心溫暖穩定，自然吸引善緣，此乃自然法則，實踐便知。

先看案主的先生，光是一個手淫就標示已陰陽兩虧，生命近乎乾涸，再加外境辛勞，根本已寒到爆，支持這個機體存活都來不及，哪還有多餘能量可好好做事？遲到早退、輕諾寡信、持志不堅、膽怯懦弱、愚騃蠢笨、見事不明，也就不足為奇。這種狀況其實可以改變，《病從排寒解》裡也提示很多方法，前提是願意相信，並且具體執行。

父精母血造就的精氣神，人身三寶，何其珍貴，只是這也是隨年日衰，加上工作家庭兩相煎熬，更禁不起絲毫耗損。有人先天條件佳，如老大或父母處在順遂境遇生產的孩子，先天獲得比重較多的三寶，若後天善加珍攝，臨高而為深，發展自是不同。

若是先天已不足，後天再失調——熬夜、嗜欲深、縱情聲色（逛成人網站也算，思想無窮之害），冰寒相加更不待言，那會是什麼光景？

人生的所有成就，所謂的運勢，完全掌握在自己手中啊！這一切就從保暖排寒開始吧！

三　祝由，調情志解病結

遠古祝由術倡導「精神內守，導引行氣」，旨在幫助患者，促其內心恢復平靜；內心平靜，氣息調和，不論施術受藥，療效皆較顯。操祝者亦須知病之勝，知其病之所從生，方可祝而已。治之極於一，**探索致病的原因、發病前後遭逢什麼事、去過哪些地方、吃過什麼東西、見過哪些人**……這些瑣瑣碎碎都有意義，審病求因，查知根本癥結，心結解了，病就去了大半。

大四時，某個週日舉辦期中考，我和同學在系館臨時抱佛腳，突然有人說，側門老夫子麵店樓上有人自殺了。

我和一群同學鬨地丟開書，跑去看熱鬧。上了二樓，隔成數間出租的房間裡，同學用手把門推開一條細縫，我這大近視，從幾個同學背後，墊著腳往裡頭覷了一眼，其實只見著長長的黑影，但同學形容：他帶著帽子、伸著舌頭……

當晚，我走在長巷裡，月明風冷，樹幹枝葉狂搖如群魔，回家後莫名發高燒。除了吃藥，母親找附近鄰居畫了張符，在一盆水面上燒化後，讓我洗頭臉淨身，以去晦氣。可能是來自不淨磁場的干擾，也可能是自己無明所幻化，總之，這些不屬常軌的處理，中醫歸之爲「祝由」科，在正規醫學體系裡近乎失傳，還有幾個醫師會畫符呢？

透過向鬼神、宇宙更高意識祈禳祝禱的治病方法，自來就善治突如其來、無明顯內外因、一般歸於鬼神所祟的怪病。「祝其病所由來，以告於神」，「祝禱」只是外在可見的形式，實質的除病過程是在施術者超越感官以外的「移精變氣」中進行。可以說是**施術者以精神意念移動物質能量，來轉化患者的氣息（磁場），達到治病效果。**

《南齊書．陳顯達傳》載：「南北朝時，南齊大將陳顯達，矢中左眼，拔箭而鏃（箭頭）不出。地黃村潘嫗善禁，先以釘釘柱，嫗禹步（道士作法時的步法）作氣，釘即時出，乃禁顯達目中鏃出之。」潘嫗以意念及運氣，拔除巨柱上的釘子，在旁之該將竟鏃出而患除。乃嫗爲修行功深之高人，得以意念轉換能量。而古之人氣機微有不和，即可移精變氣，祝由以告於神，而病即已。這是因古人心志內守，「內無眷慕之累」，身處自然，順應四時變化，恬淡處世，人身正氣強固，病邪不能深入，因此「移精祝由」足以治病。

迨至黃帝、歧伯時，一般人心思複雜——「憂患緣其內，苦形傷其外」，**又不順應**

四時氣候變化，逆著寒暑節氣行事，「虛邪賊風」頻頻襲人，內傷「五臟骨髓，外傷空竅肌膚」，小病成大病、大病而竟殞命。祝由效不如以往，有個兩層面的意涵，一**是時人心思、環境複雜、不順天時，以致病甚而術效減；二是道行高的修行人日減，以致妙術湮沒**，於是逐漸僅存心理療法層面的效用❺。

歧伯認為，有時病邪也可能留在體內「未發」，一旦病者情志波動，「血氣內亂」、正邪「兩氣相搏」，也會相激而成病，這種病的病因（物質結構）極其微細，「視之不見、聽而不聞」，如同鬼神引致。

《黃帝內經．素問》〈移精變氣論〉：「故可移精祝由而已」，王冰釋：「移謂移易，變謂變改，皆使邪不傷正，精神復強而內守也。」精氣者，人身之主宰，病則精氣有虧，惟上古祝由治病，能移精變氣，理色脈而通神明。以我之神，合彼之神，兩神相

❺《黃帝內經．素問》〈移精變氣論〉：「往古人居禽獸之間，動作以避寒，陰居以避暑，內無眷慕之累，外無伸官之形，此恬憺之世，邪不能深入也。故毒藥不能治其內，針石不能治其外，故可移精祝由而已。當今之世不然，憂患緣其內，苦形傷其外，又失四時之從，逆寒暑之宜，賊風數至，虛邪朝夕，內至五藏骨髓，外傷空竅肌膚，所以小病必甚，大病必死，故祝由不能已也。」

合，精氣相通，故可祝由而已。透過對患者祝說病之由來，使之釋疑解慮或疏泄焦慮抑鬱的情緒，去除心理病因，從而移易精神，調整逆亂的氣血（氣機），促使病態心理趨向平衡，藉以消除身心疾苦。

明．張景岳《類經．論治類．祝由》指出，祝由治病是「言求其致病之由」釋「其心中之鬼也」「然鬼既在心，則誠有難以藥石奏效」，非祝由不可。

清．吳鞠通《醫醫病書》總結其平生醫涯曰：「**吾謂凡治內傷（情緒病）者，必先祝由**。詳告以病之所由來，使病人知之，而不敢再犯，又必細體變風變雅，曲察勞人思婦之隱情，婉言以開導之，莊言以振驚之，危言以悚懼之，必使之心悅誠服，而後可以奏效如神。余一生治病得力於此」，足見移精祝由之妙用。

如《奇證滙》載許先生治董生通夕驚悸無寢症，衆醫皆識爲心病，不效。許爲之診視，斷言爲肝經受邪「肝氣因虛，邪氣襲之，肝存魂者也……今肝有邪，魂不得歸。是以臥則魂飛揚若離體也；肝主怒，故少怒則劇……」董欣然曰：「前此未聞，雖未服藥，已覺沉痾去體矣。」足見祝斷病由之妙。

心理情志變化可導致「血氣內亂」而發病，所以晚近祝由也就兵分兩路，在正統中醫醫學體系（如張景岳、吳鞠通……），療癒情志爲主，成爲關鍵的輔助方法。或者，淪為異途，如收驚、化骨符（少年時，曾有高人授我，但當時沒當一回事）、止血符等，施術者未必具備一定的醫學知能。

「祝由」治病，在歷代醫療體制裡的位階，迭經起伏。長沙馬王堆出土的《五十二病方》及孫思邈《千金方》《千金翼方》均有不少祝由治病的處方記載，後者甚至有《禁經》，無怪乎唐代「太醫署」，祝由列四大科之一，稱為「咒禁科」。明代太醫院則將祝由科列十三科之末。到了清初，祝由科又遭刪除，於是逐漸淡出主流醫學體系。

四　反觀自性，身心透亮

正道緣自宇宙大我的高層意識，那慈愛、永遠正確全觀的「神」，耶穌、阿拉、諸佛菩薩，人人本具的神聖自性，一切源頭在己，毋須外求，只要安靜下來，就能聽見最深切清明的呼喚。

凡人必有漏，世間神人絕不牢靠，可靠的是內在最眞誠無僞的渴求，無論你以祈禱、靜坐、動禪、唱頌、禮拜……各種制心一處的方式，只要能與高層意識連結，就能置身於如是波頻，感受如是清明。

就像我常說的，會死就會死，不會死就怎樣也死不了，既如此有何好緊張，有啥好擔心？何必消耗寶貴精力？安住當下，守住寧靜，不是很自在嗎？

放下控制的意念，從高層意識修護病苦的根

「過度控制」是一種病。許多人喜歡一切事物如所安排、井然有序、按部就班，循常軌而行；偏偏你就會碰到不按牌理出牌，完全憑感覺走的人，這種「失控」的狀況，形成輕重程度不一的痛苦。

越是一板一眼，總照章行事的人，越是常常發現自己陷入混亂的處境。混亂，是人生常態，一切事物，萬有恆處變動，上一秒逝去，迎來迥異的下一秒。人甚至有時連自己的呼吸都無法控制了，如何控制環境？

你希望孩子成績出衆，不是北一女就建中，偏偏考上台大後，他精神分裂了。你希望丈夫事業有成，有頭有臉；然後，他要不外遇，否則就內爆，生病或崩潰。人生恆如此，總不盡如人意。這緣於我們有所求索，投射理想的框架，不管是源自內在的渴求（匱乏）或外來價值的捆綁，其實一切皆夢幻泡影。

周遭的人，哪怕再親再愛，境遇再困頓不堪，都是他們該學習的生命課題，只有扎扎實實走過，從中穿越，汗血淚涕交織的人生，才會是深烙的銘記！

放下一切執著，隨來隨往，任運自在，你會發現空間寬敞許多。收回熱切的目光，

不必過度干預，毋須擔憂煩擾，人生行路，一切皆是最好的安排。

心的平靜是一帖無上寶藥

肉體所現的病苦，若不從高層意識先行修護，怎麼吃藥調理，也無法好得徹底，再好的醫師也技窮。只有從根本的心識層面下手，肉體的問題很快就能消解。

同學提及父親走後，母親希望與二姐同住，但姐夫不願意，只好住到三姐家，房子很小，心結很多，那年與三姐家人搞得烏煙瘴氣，直到她嚥下最後一口氣。

患糖尿病的母親，心臟原須開刀，置放心臟瓣膜或導管之類，經她遠距細心調理，多年來相安無事（同學住處須爬梯，且遠離母親相熟之環境）。母親常生悶氣，兒女勞務繁忙，生活壓力碌碌而至，無暇顧及她的細微感受。她走之後才發現，八十幾歲的母親居然把一整瓶緊急舌下含用的硝化甘油片，兩三天就嗑光。

人的處境正如其心之外現，越是波濤洶湧、激盪起伏，反應在肉體，就像熱鍋上的滾水，嗶啵個不停，痛苦與煩惱恆難止息。疾病的背後，常是讓醫者束手的莫名情緒。認清實相，源頭在己，心的平靜是一帖無上寶藥，密碼掌握在自己手裡，而不是世間哪個名醫。

另位病人抱怨，那次乳腺塞住的引爆點，是先生又要排除萬難去照顧住院的婆婆，其他兄弟甚至公公都不理會。自己的家庭生活因此受到很大影響，但明明婆婆不只一個孩子啊！

乳房走肝經，乳腺炎通常跟情緒有關。橫豎要做事，就當嫁了獨生子，其他人願意幫忙，哪怕一點點都要感謝，我們對外人不就這樣？多做點事不會怎樣，照吃照睡，好的咧。是憤恨不平、不甘領受的情緒才會把人壓垮，結果糾結成解不開的病根，既勞且累又病，這多划不來。

父母不單生養我們，也與其他手足休戚與共，他們之間必有我人凡俗之眼無法預見的各類因緣。所以，我們僅須做好分內之事，能扛、可以扛、願意扛的就多做一些，其餘毋須多言。無論如何難堪，那是他們的業力，與你無涉。

毋須情緒起伏，曾經發生的一切，自有其值得尊重的緣起。記住，要面對與努力的，永遠是內在那團無以名之的黑暗；外在說得出來的事，其實都是幫助我們覺醒的助緣，別盡把矛頭指錯了方向。

在疾病面前，請先拿掉「我」吧！

服藥後，很多人有段時期會疲憊異常，年輕的骨肉瘤術後病人，非常誇張地睡了近一個月，白日清醒的時間不超過四小時，家人很擔心。我只告訴她，這在償宿債，她沒再多問，一個月後就完全清醒了。

另一位胰臟癌的病人，就沒這麼放鬆，總是抱怨「越來越沒體力」，身體轉化需要能量，那就休息吧！若他堅持要處於某種狀態，無法渡過這種不習慣的「非常態」，那我也無計可施了。

還有長年滿嘴口瘡、眠難、便祕的病人，吃了一個半月的藥，狀況百出，驚嚇連連，終於開心地笑了。

初診後，她來訊息，這幾天服藥後，皮膚癢、體溫高、怕冷、手腳冰冷、無力、想吐，想吐症狀甚至持續一整天，晚上無進食，這是正常反應嗎？服藥一個月後，她說，月經來潮，已痛三天，不敢吃止痛藥；但仍須工作，痛到站不直……非常想吐、無力（今天休假在家躺著休息），不知是否調整藥量，她怕明天無力上班……

一般人總安於常態，慣用自己有限的知見，干預自認的反常現象，尤其對待身體，心裡總有個不知何處習得的框框，一旦跳脫舒適圈，總不免心焦。

這個慣性、心結若無法打破，就很難進入我的思維及治療。我一向主張讓身體恢復自然運轉、啓動自我療癒的功能，這需要非常大的信任，信任自己、信任周遭一切的遭逢、毋有恐懼。

我最常做的，就是拔除病人的恐懼、安他們的心。世間一切莫不在時空轉化中，遷幻流變，一下這裡、一下那裡，強度、頻率各有不同，**請問「病」在哪裡？哪有病呢？不過是拘急糾結、時刻無法放鬆的心罷了**。

上善若水，無器不有，隨化自在，讓我們隨著波峰峰谷的韻律起伏，自在擺盪，如魚游水，絲毫沒感覺被包覆的壓力。

在疾病面前，請先拿掉那強大堅韌、造作百端的「我」吧！若非如此，將很難進入連結宇宙大我的最終療癒之流。

外境，皆自心投射；心淨，則國土淨[6]

每個人都有個阿基里斯腱[7]，那是與生俱來、無可遁逃的罩門，也因爲「有漏」，使得婆娑世界充斥各式奇詭的人生演義。當人帶著隱晦幽微的欲望，與周遭情境的人事相處，不可避免地下意識吸引與其心念相對應的一切「發生」。

不論是「物以類聚、人以群分」或是「不是冤家不聚頭」；總之，若無心念微動，「境」就不會顯現；內心投射於外，吸引的所有人事，恰好在適當時空，不偏不倚地嵌入我們的生命，形成往後命運的一部分。

「有夢最美，希望相隨」，什麼「夢」呢？若把它放在人生命脈絡裡來看，可能是一戰成名的攀龍夢、興盛繁榮的投資發財夢，或者甜蜜動人的愛情夢，總之是種種人人夢寐以求的理想情境。

追夢過程中，人總是一再重蹈覆轍，換了配角、情節，核心劇碼卻始終不變，比如總是「被騙」、總是「遇人不淑」……這種失誤，一次、兩次倒也罷了；若接二連三發生，就不得不回頭檢視自己，究竟是哪裡出了問題？

有些人勘不破這團迷霧，儘管旁觀者清，他寧願沉溺在夢裡，蒙蔽雙眼，執著於透過他欲望之眼所見的「光明面」。「自迷」往往得耗費極大的生命成本，旁人只能嘆息，即使眼見他就要滅頂，也絲毫使不上力——業緣所繫，身在迷障中的人，卻毫無所悉；這是他命定的功課，不能不修完呀！

塵緣中的男女，有時非得等到那幾年（甚至幾十年）的「迷霧歲月」走過了，生命才會豁然開朗，突然領悟，發現這不過是不折不扣的一場「夢」！也才明白一切外緣現起，不過是「心」的造作。所以，一切橫逆、挫敗，不是因為某人某事，追根究柢，源於自己迷妄的心，因而映照、呈顯出紛亂的外在世界。

「一人得道，雞犬升天」，非指「雞犬」可得道而毋庸費功夫。而是說，只要有一人走上修行的路，他所在的地域、氣場，即往淨化的方向調整。而這正是能招來好運

❻「心淨，則國土淨」源於《維摩詰所說經》，該經佛國品中，記載五百位長者子前來禮佛。當時長者子寶積說偈頌佛已，請佛開示「菩薩淨土之行」，即菩薩要怎樣做，他的國土方能清淨？釋迦牟尼佛說了許多方法，結論是「若菩薩欲得淨土，當淨其心；隨其心淨，則佛土淨」。

❼阿基里斯是希臘神話中的英雄。幼年時，母親為了讓他健壯永生，捏著他的腳跟，將他倒浸在冥河聖水裡，使刀槍不入。唯獨腳跟部位被母親的手捏住，沒有沾到冥河聖水。結果在特洛伊戰爭中，被特洛伊王子用毒箭射中腳跟，負傷而死。因此阿基里斯腱（Achilles' heel）就成了致命弱點的同義語。

道、朝向光明前進的正面能量。

《聖經》〈創世紀〉也說，一個地方只要出現一位眞正的義人，神絕不毀滅這裡；因爲這義人的緣故，神會庇祐此處，讓所有百姓，都能和平、安詳、圓滿、幸福。因此，對自己、對世界所能做到最好的事，就是**設法讓自己在混亂中，成爲穩定的支點，儘量處在平和、寧靜的狀態裡**，與周遭的識與不識，分享一切美善，狂飆的亂流必然自行遠離。

內觀，解開身心自由的密碼

長年罹患支氣管擴張症的初診女性，老是乾咳，偶爾咳出黃濃痰，無法自然流鼻水，眠時打呼，胸悶益甚。更年期之後，潮熱時作，淺眠多夢，輾轉反側難眠。服藥後，潮熱減七八成、眠改善、痰音減，可乾咳益甚，某夜胃冒酸水、耳痛、頭痛欲裂。再服七日，眠安、指僵感減，咳甚、痰出黃稠，腰間出紅疹，數日即消；忽冷忽熱，次數頻繁……接下來兩診，頭痛益甚，晨起即痛，延至下午四點，轉成間歇痛；腰間紅疹反覆，後全消去，腰痛亦減，之前曾痛達兩個月，熱敷復健皆無效。夜間狂咳，好在睡著即戢，已能自然流出清涕。

持續排寒，肩背痛甚，鼻涕痰唾咳嗽……胸痛、心痛、腰椎痛，四肢百骸關節皆痛，那痛的苦楚從底層發出；婚後她處在大家族的人事糾葛裡，無法作自己，氣悶輾轉向內壓成了重重的傷，連話都無法說清楚，總是經年咳嗽。

清理過程中，咳甚欲嘔、咳到全身震動，黃稠黏液中間包覆著硬結的膠痰，一股勁兒次第清出，胸中鬱壘大開。

然後她就不見人影了。

一直想帶她去內觀避靜的某病患說，她覺得內觀很適合這位師姐，可她總有一堆藉口，最大的理由不外「咳嗽不斷，怕擾人清修」。沒想到過兩天她出現了，說想躲開家族、離家清靜，突然閃過「內觀」，然後報名，很快獲得通知，就逕自去了。她說，在靜修堂完全不咳。內觀期間她做了一個夢，夢見手上拎著兩碗豆花，她倒掉豆花、丟了空杯，一身輕快地走著……

幸好之前已做大清理，胸脹悶、全身骨頭關節痛、子宮非時排出血水、右下腹如車輪輾過感，現俱已消失；當然還重新經歷憂鬱低潮。內觀時，葛印卡老師開示，句句入心；現在負荷已除，身心自在。說話的時候，眼角微微泛淚，這對一向壓抑寡言的人來說，眞不容易。跨出這步，人生有了全新的風景。

身心一體相繫，身不自由，長期被藥物控制，如處縲絏，心怎能得安？同樣的，心若遭七情拘綁，恆常抑鬱，身體自然也不易舒展。只有身心處在自然狀態，如枝葉捲舒，迎向天空，才是生生之道。

另位患者，參加內觀，完全清理了背痛宿疾，也看見埋藏心底的恐懼。

到第六天，右胸不斷滲出冰涼寒氣，第七天起，寒氣從更多地方滲出，感受較深刻的是，左腋下及左耳洞，她清楚這是舊傷，也是情緒，是寒心所致。她到外頭哭了哭，回到禪堂再繼續。三歲時車禍，左手粉碎性骨折，早已忘記當時的疼痛及恐懼，禪坐時，它以發亮菌菇極快速生長的方式，出現在左手，嚇壞她了。這只是其中一則，還有許多埋藏心底的恐懼，一一被清理出來。

她這才明白，為何心中總有一股不安的感覺，原來在心深處，還有許多不記得，也不曾感覺的東西。現在的她很好，打開許多心結，走向光明，心中充滿感謝！

排寒排情緒，肉體鬆綁好修行

無論哪一門派，修行無非尋求清明自性、反璞歸眞之道，所倚恃者首先便是這具賴以藉假修眞的肉體。

排寒致力恢復身心的微細感知，先肉體而後心的層面，肉體鬆綁只是第一步，寒氣沒了，肌理神經血絡鬆軟如嬰兒；而心靈的解縛，則須排除此世甚至多生累劫以來的各種創傷與恐懼及各種情緒的印記，這極巨大的工程，需要多大的警醒才能配套執行啊？

身體在整飭清理的過程中，五感逐漸敏銳，甚至也會開發第六感。這不足爲奇，因爲人淨化達某種程度，他天生原本俱足的能力，自然會隨之顯化。深層的陳傷會一層層浮出，然後消失，新傷不會卡進身體，接著壓縮緊實；它會立即反應，就像人去除陳寒，遇到溫差，就會打噴嚏、鼻塞、流清涕，這是人體自然排寒機制，排完了，也就了無負擔。

眞正健康的人，應該從外到內都是「鬆」的，身體運轉順暢，一有負荷立即排空，沒有多餘的垃圾，致病因素因此能降到最低。

身體感知敏銳是修行的基礎。人以肉體投身紅塵、歷事練情，旨在磨礪心的清明與澄靜。魂魄寄寓的肉身，如假包換就是修眞（修行）的寶筏啊！馬力夠大、夠強的船，當然能較快到達彼岸，否則，憑你身手再矯健，搭艘破船也是徒呼奈何。因此，修行的前提，必須強壯體魄，身體感知敏銳，心的細緻程度隨之提高，才有能力穿透層層蒙蔽的業習。

反觀現代醫學，鮮少從根本上考量，痛了就吃止痛藥、血壓血脂血糖高了就降、見腫瘤就割，甚至連外傷都要冰敷，完全指向壓抑身體的感知（強度最大的就是痛覺），務求其鈍化，毫無轉圜空間，僅達成假象的表面平衡，淪爲一具受控制的肉體。被西藥箝制的身體，等於自處無形牢獄，心靈同樣在催逼中遭受壓制，形同活死人。排寒旨在恢復人的「本來面目」，清理的基礎工程已夠艱難，哪堪西藥一路相迫？

長期服西藥、生冷者，不僅感知異常，失去身體的主導權，心智狀態殊難清明。身心混沌，靈性層次無法揚升，人身極難得，可惜了這大好的覺知機會。肉體受制，心靈豈能自由呢？修行人能不能長期吃西藥（包括一切寒涼之品），至此不言可喻！

制心一處，念念分明，覺性漸利，智慧即生

《攝阿毗達磨義論》認爲，心是體驗的主要因素，純粹對目標（所緣，所依附之事物）的識知過程，作爲各種行爲或念頭的前導者，「心」是相續不斷、時時生滅變化的過程。在這裡，「心」的定義較接近中醫獨有的「主神明」概念，但範圍與深度遠有過之，甚至涵蓋「意識／業」的層面。

意識／業以波、粒子或其他形式存在；可在人體任何器官組織、細胞分子中，找到

與其相關的物質：這些看不見、摸不著的精微物質，隨心念所現而生滅，除非「心」不再散亂、不再隨性造作，否則意識/業，不會消失。

因心念造作與變動所形成的意識/業，既存留肉體，若要正本清源，找回純粹清淨的自性，直接從肉體下手是比較究竟的法門。把遷流、變動、散亂的「心」，「安住」在無時不在活動中的肉體，把覺知專注在**當下行止**（而非咒語、佛號或觀想數息）的方法，成爲禪修功課重要且必要的內容。

關於「心」的成語，比較正向的，如一心一德、一心一意、一片冰心、心無二用、心無旁鶩……都強調「一」，一是什麼？可以解釋爲精誠所至、金石爲開的一片精純，方向明確、力道集中。

「制心一處，無事不辦」的「一」，又是什麼呢？若能制伏「心」，一心專注某事：吃飯，就全心吃飯；走路，就好好走路；凡事皆如此，當下行爲，都能清清楚楚，不起分別。如此念念分明，覺性（覺察、覺知）漸利，智慧即生起。所以**「一」是因心專注，所產生的覺性**。

散亂的心，如心猿意馬、三心二意、心不在焉，導致心蕩神馳、心慌意亂、心緒如麻，這些「心」的造作，顛倒妄想，正是人生種種痛苦的源頭。生活裡隨處所見，這類

「吃著碗裡、看著鍋裡」的心態，很少人不「邊看電視（看報紙、手機）邊吃飯」吧？從小在這種環境長大的小孩，長大後怎麼專注在課業上呢？不安定感扎了根，除非再訓練，否則就附在血脈裡，成爲生命的一部分。

除了生活習性，體力不濟也是原因，即心氣、心血虧虛的問題。只要有所覺察，都可及時處置。

穩定、靈敏、覺察的心，決定一個人的心性與素質。如果「先天」條件不足，就要透過鍛鍊、補強，及早矯正。置心一處，不僅是口號，若確實執行，必造就健康與成功的基石。

心靈診療室——

徹底放鬆，才能徹底穩住

Q：先生從高中開始就因無法控制自己，一時衝動跟女孩上床，很快又跟人家分手。這件事始終放在我心裡，一直過不去。為什麼他無法遏止性慾，一行完房卻又虛爆了？

A：這是他能量不足，陽氣暢旺者很穩定，不會刻意想這些。人總有過不去的時候，過去的事算了，那是他的問題，與你無關，你又何必一直扛著？他身體的需要源於內在的空虛，真正的匱乏來自精神面的漂泊。他需要壓艙底的東西，副交感神經興奮，人才能徹底放鬆，也才能穩住；而非向外投射、抓取性愛，通常這只會帶來更大的疲憊與空虛。

許多青少年受到了刺激，肉體意識開啓了性需求，於是手淫自慰，憑空想像，十足消耗體氣，等到哪天真的要用時，卻發現力不從心。若從小接觸中醫思維，學點內觀靜心，聽聽古典音樂，打打八段錦、易筋經，不那麼心猿意馬，一輩子受用無窮。

〈後記〉

人生寄一世，奄忽若飆塵

S先生是我的老病人，當年醫院判他喉癌須開刀，經介紹來找我診治，他吃了一星期水藥，聲音能出後，改粉藥繼續調理（他也停了最愛的自泡藥酒）。之後他固定回診，近兩年比較沒那麼密集，不過大約一個月來一兩次。

之前他來，說小曾外孫走了；我一點也不驚訝，其實還覺得這是解脫。怎麼說呢？總是黑眼圈、腰痠的孫女，不到廿歲未婚有孕，後來不知怎地，婚沒結成，孩子自己撫養，生下來都正常，後來高燒持續不退，七搞八搞，留了個「癲癇」的症頭，於是又吃這個那個藥，小孩體氣更差，因痰涎阻塞及便祕來診，吃了藥能睡能排，所以斷續還來拿了一陣子藥。

這麼小的孩子，如果能得到比較徹底的治療，是有希望的。但孩子的媽心有餘力不足，養活自己都有問題（她的工作是半夜陪人喝酒……當然所有人都瞞著S先生）；小孩的外婆（S先生的大女兒）的丈夫肝癌過世，跟比她小的卡車司機（有糖尿病）同居，又生了個四歲的小女兒，對這外孫的照顧也是有一搭沒一搭的。有陣子她密集來調理（不是減重），瘦了七、八公斤，但聽說之後天熱吃冰，窩著打電玩，又胖回來了。

S先生的太太是子宮頸癌過世，跟大女兒十七歲兒子車禍的時間很接近，不知是否因照顧母親疏忽了兒子或其他原因，她對S先生很不諒解，甚至斷絕往來，直到爸爸罹癌之後，才又接上線。

S先生幾年前還在作工，他是泥水匠，手掌粗礪，整個人像一把火，沒錯，他是火型人，頭髮豎直上揚，臉型瘦削乾燥，嗓音沙啞。多年來，如候鳥般搭公車換火車捷運，如期回診；潮來潮去，他眼底的滄桑與落寞，也一層一層老了、黯淡了下去……

後來，他幫忙照顧曾外孫，煮粥給他吃，晚上跟他睡。來看診時，偶爾提起這孩子的瑣事，別的孩子也許沒啥大不了，不過對這個先天無父、又重疾纏身的孩子，可就不太容易。

S先生還有位小女兒，買屋在外獨立生活，這姑娘我風聞已久，知道不是什麼好相與的角色。但該來的總歸要來，前年春，她終於來找我看診。她經痛非常嚴重，之前曾做檢查，結果莫名其妙被抓去開刀，開完刀還是痛，不僅痛，還嚴重便祕與脹氣。

她有潔癖，青白瘦削的臉，薄薄的唇鋒利如刃，經常抱怨，她都吃自己料理的生機飲食，看不起家人，也不太搭理他們。不過其他戚友之間多少有些消息，所以來找個希望，她希望「趕快好，最好立刻不痛」。坦白說，我也僅能盡力。這根本還是寒瘀爲患，要消融錮寒，不花一點時間怎麼行呢？當然同時也希望能儘量減輕病人的痛苦。

就這樣展開療程，中間起起伏伏，也有令她滿意的時刻；但最後一次脹痛便祕，她吃了藥沒改善，我更方再處理，翌日去電詢問，她因痛怨怒未消，口氣極差，「啪」地掛了我電話。我氣悶至極，當然沒讓S先生知道。未幾盲腸炎發作，這是「天時地利人和」的綜合結果（夾雜其他因素，但這個原因我始終沒寫出來——因爲「更與何人說」）。

人生艱困，每個人都有他的困難；我在小小的診間，覷盡浮世百態。謹以此文，追惜那條忽起落的小生命、記錄我與S先生一家多年的醫病緣，並解放我沉積有時，無以言宣的悶鬱。

謹以本書獻給：

尚在人生苦海浮沉的眾生，

願恆處當下，常保清淨喜悅。

Eurasian Publishing Group
圓神出版事業機構
用心與你對話・網野無限寬廣
方智出版社
Fine Press

www.booklife.com.tw reader@mail.eurasian.com.tw

方智好讀 122

情緒排寒：解心結、拔病根的身心溫養之道

作　　者／李璧如
發 行 人／簡志忠
出 版 者／方智出版社股份有限公司
地　　址／台北市南京東路四段50號6樓之1
電　　話／（02）2579-6600・2579-8800・2570-3939
傳　　真／（02）2579-0338・2577-3220・2570-3636
總 編 輯／陳秋月
副總編輯／賴良珠
專案企畫／沈蕙婷
文字編輯／高靖旻
責任編輯／鍾瑩貞
校　　對／鍾瑩貞・賴良珠
美術編輯／金益健
行銷企畫／詹怡慧・王莉莉
印務統籌／劉鳳剛・高榮祥
監　　印／高榮祥
排　　版／莊寶鈴
經 銷 商／叩應股份有限公司
郵撥帳號／ 18707239
法律顧問／圓神出版事業機構法律顧問　蕭雄淋律師
印　　刷／祥峰印刷廠
2019年7月　初版
2023年3月　9刷

定價 380 元　ISBN 978-986-175-528-1

「病」不只是病，若能及早體悟，將在這段深度的孤獨旅程中，
獲得意想不到的收穫，它不是詛咒，其實是個扭曲的激勵！

——《情緒排寒》

國家圖書館出版品預行編目資料

情緒排寒：解心結、拔病根的身心溫養之道 / 李璧如作. -- 初版. -- 臺北市：方智, 2019.07
400 面；14.8×20.8公分 --（方智好讀；122）

ISBN 978-986-175-528-1（平裝）
1. 中醫　2.養生
413.21　　108007496